国家级名老中医经典验案解析丛书

胃肠病名医验案解析

许彦来　谢文英　主　编

U0341498

中国科学技术出版社

·北　京·

图书在版编目（CIP）数据

胃肠病名医验案解析 / 许彦来，谢文英主编 . -- 北京：中国科学技术
出版社，2018.10

ISBN 978-7-5046-8078-5

Ⅰ . ①胃… Ⅱ . ①许… ②谢… Ⅲ . ①胃肠病－中医治疗法－医案－汇
编－中国－现代 Ⅳ . ① R256.3

中国版本图书馆 CIP 数据核字 (2018) 第 156958 号

策划编辑	崔晓荣
责任编辑	崔晓荣　高　磊
装帧设计	北京胜杰文化发展有限公司
责任校对	杨京华
责任印制	马宇晨

出　　版	中国科学技术出版社
发　　行	中国科学技术出版社发行部
地　　址	北京市海淀区中关村南大街 16 号
邮　　编	100081
发行电话	010-62173865
传　　真	010-62173081
网　　址	http://www.cspbooks.com.cn

开　　本	720mm×1000mm　1/16
字　　数	270 千字
印　　张	16.5
版　　次	2018 年 10 月第 1 版
印　　次	2018 年 10 月第 1 次印刷
印　　刷	北京华联印刷有限公司
书　　号	ISBN 978-7-5046-8078-5/R·2280
定　　价	49.00 元

（凡购买本社图书，如有缺页、倒页、脱页者，本社发行部负责调换）

内容提要

　　中医药治疗消化系统疾病具有一定的特色和优势，近年来，随着一些防治消化系统疾病有效方药的不断发现和总结，也为临床治疗增添了新的手段和方法。本书在查阅大量文献的基础上，经过严格筛选、提炼，共选出经典验案160余例。书中选录的中医大师们识病之准、辨病之精、组方之巧、用药之妙，为临床科研和教学提供了很好的借鉴，尤其对于临床医生启迪思路、丰富治法、领悟技巧和提高诊治水平大有裨益，也可供中医爱好者参考。

《国家级名老中医经典验案解析丛书》编委会

丛 书 主 编　许彦来　谢文英　霍华英

丛书副主编　张美英　周荣生　储戟农

丛 书 主 审　杨明会

编　　　委　（以姓氏笔画为序）

王尚全　白晓芸　许彦来　许晓雯　闫宝环　杨明会

李雪明　李富玉　李静雯　吴　凌　张良芝　张美英

周荣生　赵国东　骆欢欢　储戟农　谢文英　蔡向红

樊乐翔　樊红雨　霍华英　衡雪林

前 言

　　国家级名老中医是中医队伍中继承和创新的典范。他们以传统的中医学理论为基础，将前人的经验与自己的临床实践相结合，济世救人，服务民生。他们经过几十年的刻苦钻研，艰难探索，在诊治各科疾病方面，分别创立了其见解精辟、独具特色的临证体系。其成果代表着中医领域较高的学术水平，也是当今中医学术思想的集中体现。大量的临床实践证明，中医在治疗胃肠病方面有其独到的特点和优势。

　　胃肠病是常见病、多发病，总患病率约占人口的20%。年龄越大，患病率越高，特别是50岁以上的中老年人更为多见，男性高于女性。如不及时治疗，长期反复发作，极易转化为癌症。中医历来特别重视胃肠病的诊治，认为"胃司受纳脾司运化，一纳一运化生精气"，故脾胃和成为"后天之本""气血生化之源"，说明脾胃功能状态对人体健康是至关重要的。在治疗过程中，十分强调保护胃气，调理脾胃，总结出了"脾旺则四季不受邪""保住一分胃气，留住一分生机""有胃气则生"等重要治病经验。

　　中医治疗胃肠病以顾护正气、调理脾胃、清肠通腑为要，运用温、清、攻、补法，维持脾胃升降、运化平衡，从而使正存邪去病愈。胃肠病的发生与转归，无不与脾胃相关，正如李东垣云："若胃气本弱，饮食自倍，则脾胃积滞而元气不能充而诸病之所由生也。"又说："诸病由脾胃生。"治疗胃肠病时，必先察脾气的强弱，用药必先顾脾气之盛衰，以调理脾胃阴阳为要。

本书所选验案的方剂有两个突出特点：一是有效。经中医医师临床运用观察，有效率都在80%以上，有的甚至达到100%。二是可验。所选方剂经得起检验，多验多效，常验长效。书中详细介绍了医师们的诊疗过程，除了记载方剂的药物组成、功效主治、使用要点外，在解析中还详尽地阐释了方剂的用药特点和中医理论依据，并着重讲解中医名家独到的学术思想、学术风格和丰富的临床经验，让广大读者和中医爱好者从中获得裨益。

本书在编写时得到了各位同仁及学者的帮助和支持，并提供了许多期刊和参考资料，在此致以真诚的谢意。由于水平有限，书中难免存在谬误之处，敬希同仁及广大读者提出宝贵意见。

编　者

目 录

第一章　呃逆

第二章　消化不良

第三章 胃脘痛

第四章 消化性溃疡

胃肠病

名医验案解析

第五章　急性胃炎

第六章　慢性胃炎

第七章　胃下垂

第八章 胃黏膜脱垂

第九章 上消化道出血

第十章 食管癌

第十一章　胃癌

第十二章　溃疡性结肠炎

第十三章　慢性泄泻

第一章　呃逆

　　呃逆是以气逆上冲、喉间呃呃连声、声短而频、令人不能自制为主要表现的一种病症。呃为象声词，形容气逆喉间发出的一种声音；逆为病机，指胃气上逆。本病病情轻重程度差别极大，如系偶然发作，大多轻浅，常常可以自行消失，或刺鼻取嚏，或闭气不令其出入，或突施惊吓，皆可取得较好的止呃效果。如果持续不断，反复出现，则须给以适当的辨证施治，始能渐平。若在其他疾病的危重阶段出现呃逆，常为病势转向危重的表现之一，应予重视。本病一年四季均可发生，且无明显性别差异。

　　中医学认为，胃气上逆动膈为呃逆的主要病机特点，而引起胃失和降的病理因素有寒气蕴蓄、燥热内盛、气郁痰阻、气阴亏虚等方面。病变部位在膈。膈居肺、胃之间，两者皆有经脉与膈相连，且均以和降为顺，故相关脏腑主要为肺与胃。其病理性质不外虚、实两方面。凡寒积于胃、燥热内盛、气逆痰阻等皆属实证，而脾胃虚弱或胃阴不足者则属虚证。呃逆持续，经久不愈，可由实转虚。实证易治，虚证难调。

刘沈林医案

胃肠病

名医验案解析

【辨证治则】食积内停，胃失和降，气机不畅，脾胃之疾由生。治则健脾行气、消食和胃。

马某，男，41岁。2009年10月18日初诊。患者半个月前因聚餐，饮酒较多，且过食肥甘，遂致呕吐，第2天起呃逆不止，腹部饱胀，不思纳谷，口服过西药和中成药亦不能止，影响工作和睡眠，嗳腐吞酸，口有异味，尿黄，舌苔淡黄浊腻，脉弦滑。中医诊断为胃气上逆。

【辨证】酒食伤中，胃气上逆。

【治法】消食导滞，清化和中。

名医小传

刘沈林，男，教授，主任医师，博士生导师。享受国务院政府特殊津贴，国家中医临床研究基地重点病种胃癌首席负责人，江苏省中医药学会脾胃病专业委员会主任委员，江苏省抗癌协会传统医学与肿瘤康复专业委员会主任委员，擅长中医治疗消化道恶性肿瘤。

【处方】川连3g，姜半夏10g，陈皮5g，枳壳10g，茯苓15g，川朴10g，连翘10g，莱菔子10g，木香10g，砂仁（后下）3g，焦山楂、炒神曲各15g，炒谷芽、炒麦芽各15g。

二诊：2009年10月25日。服药后腹部饱胀感已减轻，呃逆渐止，食欲欠振。舌苔薄白腻，脉细弦。拟再健脾消食。

【处方】姜半夏10g，陈皮5g，茯苓15g，枳壳10g，佛手10g，木香6g，砂仁（后下）3g，莱菔子10g，炙鸡内金10g，焦山楂、神曲各15g，远志5g，首乌藤15g。

◆ 解析

本案以呕吐、嗳腐吞酸、腹胀、纳差为主要症状，盖由饮食停滞所致。"饮食自倍，肠

◆ 读案心悟

胃乃伤"，初诊时，因食滞热阻、胃气上逆，故消食导滞、清热和胃，方选保和丸、连朴饮加减。药后饮食积滞渐除，热清湿化，呕吐亦止。再诊时，转以健脾行气，消食和胃，以助运化。因夜卧少寐，又伍远志、首乌藤安神定志。

【引自】刘沈林.刘沈林医案医话选.北京：人民军医出版社，2013.

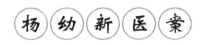

杨 幼 新 医 案

【辨证治则】本例患者由于受凉、饮冷而出现呃逆频作，治疗以暖胃散寒为主。

姚某，男，41岁。1997年7月10日初诊。患者因受凉、饮冷，呃逆频作已持续10天，寝食不安，十分痛苦，西医治疗数日无效，求治于杨老。诊见舌质淡红，苔薄白腻，脉弦。中医诊断为胃气上逆。

【辨证】寒遏中阳，胃气不舒。

【治法】温中止呃。

【处方】加味丁香散。丁香2g，柿蒂10g，桂枝10g，吴茱萸2g，干姜3g，姜半夏10g，砂仁（后下）3g，陈皮10g，生甘草2g。

水煎服，每日1剂，5剂。5天后复诊，述服前药2剂，呃逆即止。目前食欲尚未完全恢复。继拟香砂六君丸方5剂善后。

◆ 解析

本方是治疗呃逆的常用方，而呃逆又是慢性胃炎常见的症状。本例患者舌质淡红，苔薄白腻，脉弦，杨老辨其证属寒遏中阳，胃气不舒，故用丁香散温

◆ 读案心悟

中祛寒，降逆止呃。方中丁香温中祛寒止呃，为君药；臣以柿蒂降逆止呃，干姜温中祛寒，杨老又酌加桂枝、吴茱萸增强温中祛寒、下气止呃的作用；配伍半夏降逆和胃，陈皮、砂仁理气和胃；加之甘草调和诸药。如此配伍，使中焦得温，气机得畅，寒散气降，故诸症得缓。但由于其食欲尚未恢复，故杨老继续为其调理脾胃，选用香砂六君丸方使脾胃升降气机正常，故诸症自除。

【引自】杨幼新.温中法治疗呃逆研究.河南中医，1999.8（8）：126.

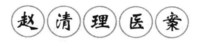

赵清理医案

【辨证治则】久病脾胃受损，水谷不化，遇寒加重，阳虚之症。治则温中补虚，祛寒健脾。

王某，男，54岁。1991年3月18日就诊。患者经常呃逆不舒，遇寒则重，重则呃逆连连而低沉，睡眠、饮食受影响。近日来，饮食渐减，日食不到半斤。查之面色萎黄，形体瘦弱，双手按胸，懒于言语，舌质淡，体胖，苔薄白，脉沉弱难触及。脉证合参，乃属脾胃虚寒，中气不守，上逆动膈所致。中医诊断为胃气上逆。

【处方】人参9g，干姜6g，白术9g，熟附子（先煎）12g，丁香6g，柿蒂5枚，炙甘草6g。

名医小传

赵清理，曾任河南中医学院内科教研室主任、附属医院内科主任、中医系主任等职。1952年在河南省邓县人民医院从事医疗工作，1979年被选定为硕士生指导老师，1985年创办张仲景国医大学（南阳）。擅长治疗脾胃病、肝病、糖尿病等各类内科疑难杂病，在国内外发表论文30余篇，并3次赴国外讲学。

水煎服。上药服1剂后，呃逆明显减轻，3剂后呃逆基本控制，后调理脾胃，胃气渐复，经年之苦得除。

◆ 解析

本案为赵清理验案之一。《素问·经脉别论》曰："饮入于胃，游溢精气，上输于脾，脾气散精。"脾胃为后天之源，气血生化有赖之于此，病久脾胃受损，水谷精微失于布散，四肢肌肉失于濡养，则见面色萎黄，形体瘦弱，懒于言语，舌质淡，体胖等脾气虚弱之症。故以附子理中汤温脾阳，益气祛寒。经曰："寒者热之""虚则补之"。方中干姜、附子辛热温中祛寒，助阳；人参、白术、甘草益气温中补虚。诸药相合，共奏温中祛寒，补气健脾之功。加丁香、柿蒂仿丁香柿蒂汤之义止呃降逆，相须相使也。

【引自】赵国芳，赵国祥.赵清理心得验案集.北京:世界图书出版公司,1998.

◆ 读案心悟

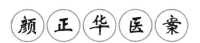

【辨证治则】久患呃逆不愈，当属气机不畅日久，久病入络，血行瘀阻，气滞血瘀之证。故治疗除理气和胃、降逆止呃之外，当结合应用活血化瘀之法，调理气血，使血行气顺，膈间快利，呃逆自止，临证以血府逐瘀汤加减。

吴某，女，27岁。因呃逆5年、加重1个月来诊。2011年2月27日初诊。患者5年前无明显诱因始见呃逆，多因情绪激动或饱食后诱发，亦受气候变化影响，多能自行缓解，未予系统诊治。近1个月来呃逆频，每日俱发，声响，伴胃脘胀闷不舒。纳馨，眠安。大便2～3日一行，质偏干，排便困难。小便黄，平时不欲饮水。晨起口苦，咳嗽，痰量少、色黄、易咳。月经后期10余日，末次月经为2011年1月23日，色暗、量少、有血块，伴痛经，经前乳房胀痛及腰酸。舌质暗红，苔微黄厚腻，脉弦细。中医诊断为胃气上逆。

【治法】和胃降逆，疏肝理气，化痰消痰。

【处方】旋覆花10g，代赭石30g，紫苏子15g，紫苏梗15g，制香附15g，北柴胡10g，清半夏10g，炒陈皮10g，木香10g，砂仁6g，佩兰15g，白芍20g，炒枳实15g，炒枳壳15g，虎杖10g，益母草15g，当归15g，生甘草6g。

二诊：2011年3月6日。服药5剂，呃逆渐止，仍每日俱发，但频率渐减，程度渐轻。大便1～2日一行，质软成形。咳嗽、咳痰不著。仍诉餐后胃脘胀闷不舒、晨起口苦、小便黄。纳馨，眠安。值经期第3日，色暗、量有增、血块减少，痛经较前月减轻，经前乳房胀痛仍作。舌质暗红，苔微黄厚腻，脉弦细。继服原方，嘱其规律饮食，避风寒。配合针灸治疗，足三里用平补平泻法，内关、中脘用泻法。1周后复诊，诉呃逆未作。

◆ 解析

患者为青年女性，呃逆病史5年，慢性病程。疾病初发，未及时诊治调护，虽可自行缓解，但迁延日久，终酿顽疾。此次就诊，患者呃逆频作，每日俱发，声音响亮，以实证为主；胃脘胀闷不舒，晨起口苦，可见肝气失于调达、中焦气机壅滞之证。多月经后期，量少、色暗，夹血块，伴痛经，由气滞血瘀、冲任不畅而致。方中旋覆花性温而能下气消痰，降逆止呃，是为君药；代赭石质重而沉降，善镇冲逆，是为臣药；佐以紫苏子、紫苏梗、香附宽中理气，行气开郁；北柴胡调达肝气，

◆ 读案心悟

疏肝解郁，升举脾胃清阳之气；清半夏燥湿化痰，助旋覆花、代赭石降逆止呕；陈皮、木香、砂仁行气疏肝；佩兰辟秽和中；白芍柔肝缓急；炒枳实、炒枳壳行气消痞，消积化痰；虎杖通利腑气；益母草、当归养血调经；甘草调和诸药。

【引自】马胜利，赵国印.颜正华教授以血府逐瘀汤加减治疗呃逆临床2例.山东中医，2012，25（8）：125－126.

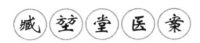

【辨证治则】患者脾胃虚弱，运化失常，肝气横逆犯胃，胃气上逆，故嗳气，呃逆。治疗以疏肝健脾、和胃降逆为原则。

某男，43岁。1998年12月18日初诊。近周来，呃逆时作，得食即作，动则缓减。刻诊：胃脘胀满，嗳气频作，并有呃逆，纳食差，腹胀肠鸣，矢气频作，大便溏软，每日2次，舌苔薄白，脉弦。中医诊断为胃气上逆。

【辨证】肝胃失和，胃气上逆。

【处方】旋覆花（包煎）10g，赭石（先煎）15g，磁石（先煎）30g，法半夏10g，广郁金10g，广木香（后下）5g，制香附10g，制川厚朴10g，生黄芪20g，云茯苓10g，炒白术10g，生甘草5g。

水煎服，每日1剂，分2次服用。用药15剂后，诸症皆消。

◆解析

本例患者脾胃不足，运化失常，则纳食差，大便溏软；脾虚肝旺，气机失常而出现腹胀肠鸣，矢气频作。治从旋覆花益胃汤，益气和胃、降逆止嗳平呃，控制症状，继则香砂六

◆读案心悟

君子九善后，标本兼顾，证自解矣。方中旋覆花辛温，能宣壅通滞，下气消痰；赭石清热降逆凉血，尤降气血之上逆，以降为主，与赭石相须则宣降合法；磁石成寒，重镇降逆、纳气平喘，降逆之中尚能安神补益；三药合用共奏重镇降气，除痰消痞。半夏、木香、香附、白术疏肝理气，和胃降逆；黄芪、郁金、厚朴、茯苓补脾益气，行气导滞；甘草调和众药性。诸药合力，浊降痞硬可消，清升呃逆可除，临证时可治肝肾肺胃之逆气。

【引自】钟洪. 臧堃堂医案医论. 北京：学苑出版社，2003.

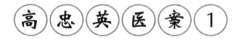

高忠英医案①

【辨证治则】久病胃脘胀痛、呃逆频作，中焦气滞、胃失和降可知。清胃养阴，平逆止呃。

李某，女，46岁，门诊病历。1998年4月28日初诊。主诉：呃逆2年余。发现慢性胃炎已有2年，时作胃脘胀痛，呃逆反酸。平素易气郁。刻下：近日胃脘作痛且胀，时有烧灼感，呃逆频作，反酸纳呆，气短乏力，睡眠尚佳，二便调，自觉上身热、汗多，下身冷。月经如期，量少色深。舌紫暗，两边瘀斑，有齿痕，苔白，脉沉滑。胃镜示：糜烂性胃炎，伴幽门螺杆菌（＋）。中医诊断为胃气上逆。

【辨证】胃热伤阴，气失和降。

【处方】生白芍15g，当归10g，黄连10g，川贝母10g，海螵蛸12g，柿蒂5g，麦冬12g，刀豆10g，蜜枇杷叶10g，梅花10g，降香10g，生赭石12g。

水煎，每日1剂，分2次温服。医嘱：忌辛辣、刺激之品。勿紧张。服用14剂后，胃脘灼胀及呃逆冷酸未作，停药后，随访半年，仍未作呃逆。

◆ 解析

◆ 读案心悟

观其舌紫暗不淡而兼瘀斑，经血量少而色深，此郁热日久，久病入络，伤及阴津，且有瘀血内蕴之征象。本案症虽简单，但病机复杂，郁热横犯则伤胃阴；瘀阻冲任则经气逆上，致有胃脘胀痛、呃逆；胃失腐熟则纳少，故治疗分两步，先以清胃养阴为主以安其燥，此为治标之举，症虽有减而反复，故继用疏肝活血、化瘀调经之剂，平冲以和阳明，治下以求本，使瘀去逆平而收效。

【引自】邹志东，金丽杰，等.高忠英验案精选.北京：学苑出版社，2006.

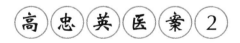

高 忠 英 医 案 ②

【辨证治则】本例有寒有热，是虚实夹杂之候。患者自觉有气上逆，引起呃逆频作。治以疏肝化瘀、宽胸通脉为主。

崔某，女，52岁。门诊病历。1997年12月16日初诊。主诉：呃逆2年。近2年来饮水后即作呃逆，血压不稳，一直服用西药降血压，血糖升高，现已基本控制，心电图提示未见异常。绝经已2年。刻下：呃逆，饮水后为甚，胸闷气憋，心悸，时作心前区疼痛，头晕，肢麻，纳食尚可，睡眠不实，二便调，烦躁，情志多波动。舌暗红，苔少。脉沉弦细。

【辨证】肝郁气逆，胸阳不展。

【处方】生赭石15g，柴胡10g，枳壳10g，陈皮10g，川厚朴10g，紫丹参20g，白术10g，郁金10g，红花12g，紫苏梗10g，旋覆花（布包）12g，赤芍、白芍各15g。

水煎服，每日1剂，分2次温服。忌恼怒，慎劳作。服药14剂后胸闷、呃逆大减，饮水后亦无碍，余症同前。上方枳壳易枳实，陈皮易青皮，减丹参、红花、紫苏梗，加砂仁10g，柿蒂12g，半夏10g。继服。连服2周，呃逆一直未作，头晕、肢麻亦减，睡眠转佳，但血压不稳，善太息。上方减枳实、青皮、厚朴、白术、郁金、砂仁，加佛手10g，生地黄30g，紫丹参15g，陈皮10g，泽泻15g，牛膝15g。调治血压及余症。

◆解析

本案饮食如常，知胃之纳谷腐熟职能尚健；究其呃逆起因，寒热未现，肠道通畅，唯虑因肝气之横逆所致；详察病史，并未有郁怒之因，但据其处绝经之期，情绪易于波动，血压不稳之状，系阴阳失调，肝体阴不足，疏泄无力而致肝郁。一般饮入即吐，多为水饮停胃之逆；本案饮后而呃逆，除饮后不得温化下行外，尚有气机之阻滞，因致胃气逆上作哕，气滞加水饮阻滞清阳之升，胸阳不得宣展，血行因而不畅，故见胸闷而痛、心悸不安；天癸已绝，气血日虚，阴阳失和，肝阴血不足则疏泄无能，故脉沉细而弦。脉证合参，肝郁气逆、胸阳不展。治疗用疏肝通脉汤加减以镇逆上之气。柴胡、白芍、陈皮、厚朴、郁金、枳壳疏肝解郁；丹参、红花、赤芍活血化瘀；白术一味有"见肝之病，当先实脾"之意。服药后呃逆止，当逐渐加强扶正之力。

【引自】邹志东，金丽杰，等.高忠英验案精选.北京：学苑出版社，2006.

◆读案心悟

夏锦堂医案

【辨证治则】患者胃脘胀痛，是肝气犯胃，胃气上逆引起膈气不利。疏肝理气，和胃降逆，兼以健脾化湿。

高某，女，24岁。1987年3月13日初诊。主诉：患呃逆症已15年，近1年加重。自觉有气上冲，引起呃逆频频，胃脘胀满隐痛，胃灼热，反酸，恶心，口干口苦，伴心悸气短、头晕乏力。大便2～3日1次，有下坠感。月经后期，白带多。舌苔薄白腻，脉弦滑。中医诊断为胃气上逆。

【处方】香附（制）12g，青皮、陈皮各9g，枳实（炒）10g，木香6g，丁香9g，吴茱萸3g，党参9g，旋覆花（布包）10g，瓦楞子（煅）10g。每日1剂，水煎服，每日2次。

二诊：呃逆、反酸已减，大便日行1次，白带减少。胃部仍胀满，恶心，隐隐作痛，口苦，心悸。胃气上逆之势已折，脾虚肝旺尚未和调。守原意增损。上方去丁香、吴茱萸，加川楝子12g、白术10g。3剂。

三诊：胃胀、呃逆大减，胃灼热、反酸、恶心、口苦等症均除。大便日行2次，已不溏薄。仍头晕、心悸，后背及两肩沉重而胀，两腿乏力，夜寝多梦。舌红、舌根苔薄白腻，脉弦滑。肝气已疏，胃气渐和，气阴不足。当再健脾和胃，养血安神。

【处方】云茯苓12g，白术（炒）12g，法半夏10g，陈皮10g，木香6g，丹参15g，当归12g，白芍12g，酸枣仁（炒）18g，炙远志10g，首乌藤18g。

6剂。连服上方药，呃逆、胃部胀满已除，心悸、头晕亦减，自觉身有力，睡眠、精神好转。

◆ 解析

呃逆有虚有实。肝胃不和，则胃灼热，反酸，口干口苦，大便秘结。心悸气短，头晕乏力，是气血两虚，根源在脾。脾虚则生湿生痰，因而上为恶心、苔薄白，下为大便下坠、白带增多。治当采取标本兼顾，着重治标。方中用香附、青皮、陈皮、枳实、吴茱萸疏肝理气；煅瓦楞子镇肝制酸止痛；旋覆花、丁香、木香和胃降逆，加党参以健脾化湿。

【引自】高新彦，等.古今名医医案赏析.北京：人民军医出版社，2003.

◆ 读案心悟

郭士魁医案

【辨证治则】脾胃双虚，大伤元气，扶正气以助脾运，降胃逆以化湿邪。

李某，男，58岁。患者诉于1950年发现十二指肠壶腹部溃疡，经常于饥饿时上腹疼痛，其后曾反复呕血、便血数次，经治而愈。近半个月又感上腹疼痛，并有黑粪8次。于1980年10月行胃次全切术后次

名医小传

郭士魁，北京人，早年在仁和堂、太和堂药店学徒，后拜名中医赵树屏为师。先后在北平国医学院、北京中医讲习所进修学习。1953年调至中医研究院筹备处。1955年在中医研究院内外科研究所工作。他精通中医药理论，临床经验颇为丰富，擅长诊治内、儿、妇科等疑难病症。其在心脑血管疑难重症及传统中药学理论与实践方面有独特的认识及专长。

日即出现呃逆频频，纳食不佳，现已10日，大便通畅，舌苔薄白而腻，脉滑而大。辨证：脾胃职司运化，有升清降浊之用，患者胃痛30年，其脾胃之虚可知，胃次全切术后，脾胃运化之力更为削弱，水湿不能运化，进而阻聚中焦，致使胃气不降，转而上逆，遂出现呃逆频作，纳食不甘，舌苔润腻等湿聚气逆之症。中医诊断为胃气上逆。

【处方】党参15g，赭石18g，旋覆花（包）9g，厚朴18g，枳壳10g，姜半夏9g，大腹皮10g，香附10g，刀豆10g，川楝子10g，陈皮10g，沉香粉（分吞）2g。

水煎服，每日1剂，每日2次。3剂为1个疗程。进药3剂，呃逆遂除。

◆ 解析

呃逆多为近代之膈肌痉挛，古称哕，属于内科疾病，其成因在中医学中有寒、热、虚、实之分，而总的关键是胃气上逆。上述医案，出现于外科手术后，重在肺胃素虚、更伤元气，出现虚中夹实之象，其虚者乃脾胃阳运之气，故选用党参以扶正，合以重镇之赭石为主药，其夹实者为湿，故辅以燥湿健脾之品。方中重用党参补脾胃之虚，助脾胃之运，合重镇降逆之代赭石为主药，辅以厚朴、枳壳、旋覆花、沉香之温降，佐以半夏、陈皮之燥湿降逆，香附、刀豆之理气下行，大腹皮、川楝子之由中达下，共奏降逆和中之效。

◆ 读案心悟

【引自】翁维良，等.中国百年百名中医临床家丛书之郭士魁.北京：中国中医药出版社，2001.

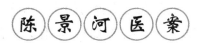

陈景河医案

【辨证治则】病为寒呃，治疗以温中散寒、润燥为主。

白某，男，42岁。1971年1月3日初诊。患者3个月前发病，与受凉有关，开始呃逆，胃内有气上冲，近2个月觉胃内咕噜一声即有气上冲进而发出牛鸣状之长声，力猛而壮，重时连鸣2～3小时，长吁则觉宽舒，生气或进食后加重，食欲日减，食量亦少，大便干燥，2～3日1次，形如羊屎，经本地治疗无效，遂来求治。查体：见精神苦闷，脉沉弦，舌苔薄白，边有齿痕。西医诊断为顽固性呃逆；中医诊断为胃气上逆。

【处方】丁香15g，柿蒂15g，干姜15g，党参50g，白芍50g，青皮25g，芒硝15g。

水煎服，每日1剂，每日2次。用上药10剂，诸症皆除。

◆解析

虚寒性呃逆病并不少，但发为牛鸣音者罕见。陈老认定"本病为寒呃"，应温中、理气、降逆法，因胃气以下行为顺，故用丁香柿蒂汤加减化裁。刘河间论治寒呃亦善用丁香柿蒂汤，认为丁香可祛胃寒，理元气；柿蒂苦温入胃，专能温中下气。

患者脉弦缓，舌苔薄白者减陈皮、竹茹、半夏；声壮猛，便燥，脉沉迟，苔薄白，边有齿痕，为虚寒未尽，致胃气不降，呃逆不止者，酌加理气之品以降胃气。

【引自】陈素云.中国百年百名中医临床家丛书之陈景河.北京：中国中医药出版社，2006.

◆读案心悟

第二章　消化不良

消化不良并不是一种单纯的病症，而是一组十分常见的临床证候群。临床上表现为上腹疼痛或不适，尤其是餐后加重，上腹饱胀、嗳气、食欲缺乏、恶心、呕吐、胃灼热和反酸等，症状持续时间较长。患病率占消化专科门诊的40％左右，其中又以老年人和儿童居多。

中医学认为，消化不良多因脾胃虚弱，或饮食不节，过食瓜果生冷之物；或喂养不当，营养吸收障碍；或因感受外邪，损伤脾胃，以致运化失职而引发本病。治疗上，应根据病因及症状表现，辨证施治，但以健脾益胃助消化为主。

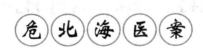

【辨证治则】此病由情志紧张，肝失调达，影响脾胃健运，饮食停滞，故发食欲不振，胃脘不适，嗳气，便溏，导致消化不良。治以和胃健脾、导滞消食。

刘某，男，35岁。患者述于2年前因情绪不遂出现食欲不振，进食量少，胃脘痞满，消瘦，先后多次在当地医院就诊，经相关理化检查均未见明显异常，诊为功能性消化不良，虽经中西医多方治疗效果不显著。现症：食欲不振，胃脘胀满，偶有嗳气，便溏，气短乏力，舌暗红，苔薄白厚，脉弦滑。西医诊断为功能性消化不良；中医诊断为胃痞。

【辨证】脾胃不和，饮食停滞。

【治法】健脾和胃，消食导滞，佐以疏肝清热。

【处方】太子参12g，鸡内金20g，谷芽、麦芽各15g，神曲30g，山楂15g，砂仁6g，丹参15g，黄芪15g，柴胡9g，北沙参15g，当归15g，茵陈10g，郁金15g，枳实9g，薏苡仁15g，葛根15g，紫苏梗12g，甘草9g。水煎服。

二诊：服药2周，食欲不振及胃脘胀满明显减轻，偶有嗳气，舌略暗，苔白，脉弦，原方续服2周，症状缓解。

◆ 解析

本例患者脾胃失健，不能吸收水谷精微以养四肢百骸五脏，则消瘦、乏力、气短，舌红为有热之象，苔白厚、脉弦滑乃饮食停滞之象。方中沙参、太子参、黄芪、甘草益气健脾和胃；山楂、鸡内

◆ 读案心悟

金、神曲、谷芽、麦芽消食导滞和胃；紫苏梗、砂仁芳香醒脾开胃；柴胡、郁金、茵陈、枳实清热疏肝，理气开胃；丹参、当归养血活血；葛根、薏苡仁清热健脾化湿。此患者虚实互见，虽久病体虚，但舌脉证候表现虚少实多，故以轻量补虚，重量理气消导，以达邪去正安之效。

【引自】危北海.中国现代百名中医临床家丛书·危北海.北京：中国中医药出版社，2008.

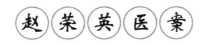

赵荣英医案

【辨证治则】胃脘痞满隐痛，时有干哕，治则消食健胃。

胡某，男，40岁。慢性胃病10余年，有烟酒嗜好，上消化道钡剂造影为慢性胃炎改变，胃镜检查为轻度浅表性胃炎。近3个月来，胃脘痞满隐痛，易饥易饱，口干舌燥，时有干哕，手足心热，心烦，大便干，2～3日1行，舌边红，苔少，脉细。中医诊断为胃痞。

【辨证】肝胃阴伤。

【治法】养阴益胃。

【处方】沙参20g，麦冬15g，玉竹15g，石斛10g，生地黄15g，山药15g，白芍15g，炙甘草10g，香附10g，苦竹10g，佛手10g，牡丹皮10g。

药用1周诸症均减轻，再用3周，痞痛不再，肝胃津复，舌边不红，苔已薄白，心烦消失，心情平和，大便正常。

◆解析

方中沙参、生地黄、麦冬、玉竹、石斛、白芍、山药清养肝胃，白芍、炙

◆读案心悟

甘草化阴，苦竹、牡丹皮清火，另加香
附、佛手调气，以防养阴药之腻。

【引自】佘靖.中国现代百名中医临床家丛书·赵荣英.北京：中国中医药出版社，2007.

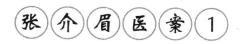

【辨证治则】患者左上腹胀满、呃逆，口苦且哕，升降失调。治疗以温中健脾、暖胃平满为主。

万某，男，63岁。2004年3月24日初诊。主诉：左上腹胀满不适、呃逆2年，加重1周。患者自诉2年前出现左上腹胀满、呃逆，曾服多潘立酮等药，症状无明显改善。就诊时胃脘胀满，呃逆，伴口干、口苦且哕，大便软，每日2次。查体：心肺听诊无异常，腹软，无压痛，舌苔中黄腻，脉弦滑。胃镜提示慢性浅表性胃炎。中医诊断为胃痞。

【辨证】升降失调，寒热错杂。

【治法】辛开苦降，降满消痞，调和胃肠。

【处方】调中和胃汤加减。姜半夏10g，黄连8g，黄芩10g，炮姜5g，太子参15g，大枣10g，厚朴15g，甘草6g，枳壳10g，旋覆花（布包）15g，紫苏梗10g，薄荷3g，茯苓10g。

6剂，水煎服，每日1剂，早晚分服。

1周后复诊，服上方后诸症悉减，但舌苔腐腻，脉弦滑。

【处方】姜半夏10g，黄连8g，黄芩10g，炮姜4g，太子参15g，甘草8g，藿香、佩兰各10g，枳壳12g，厚朴15g，赭石30g，旋覆花（布包）15g，焦三仙（焦山楂、焦麦芽、焦神曲）各10g。再服6剂。

三诊诸症悉除。效不更方，给予调中和胃汤制成的颗粒剂，巩固疗效，每次6g，每日2次，口服。治疗2个月告愈。随访2年，症状未见反复。

◆**解析** 🌥 🌥 🌥

　　本病多为虚实并见、寒热错杂之证。临床治疗必须着眼于整体，通过补虚泻实、寒热并治而使阴平阳秘，疾病方可痊愈。临床用药应以辛开苦降甘补立法。方中姜半夏辛散温通为君，炮姜温中散寒为臣，佐以黄芩、黄连苦寒泄热通痞，四药合用，刚柔相济，平调寒热，辛开苦降；太子参、大枣补脾益胃以复升降之功，厚朴辛散苦降、行气宽中、消结除满，甘草补脾和中、调和诸药。舌苔中黄厚腻、脉滑为热偏甚，加重黄芩、黄连用量；紫苏梗、枳壳理气宽中下气；旋覆花以增降气之力；茯苓健脾渗湿。

　　【**引自**】田元祥.内科疾病名家验案评析.北京：中国中医药出版社，2002.

◆**读案心悟**

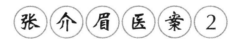

张 介 眉 医 案 ②

　　【**辨证治则**】功能性胃肠病，为功能性消化不良。治宜辛开苦降、调和胃肠。

　　谭某，男，38岁。2005年12月23日初诊。患者自诉纳差10个月，消化不良伴反酸、呃逆6个月。10个月前患者进食过量后开始食欲下降，半年前患者又因饮食不节腹泻后，出现胃脘胀痛，并伴反酸、呃逆。4个月前上述症状加重并放射至心窝左侧，伴有烧灼感，体重下降，失眠多梦。做胃镜检查诊断为浅表性胃炎（轻度）。曾在省内多家医院求治，服用盐酸左氧氟沙星、雷尼替丁、甲硝唑、埃索美拉唑镁、枸橼酸莫沙必利分散片（新络纳）等药物治疗，症状改善不明显。现症见胃脘处胀痛无定时，自觉胃脘处有气上冲，时有烧灼感、恶心、反酸，伴神疲乏力，少气，眠差，大便时干时稀，小便调，舌红，苔白腻，脉沉。胃脘处无压痛，得压反觉舒服。

【辨证】寒凝气滞中焦。

【治法】温中散寒，行气止痛。

【处方】调中和胃汤。姜半夏10g，黄芪8g，黄连6g，炮姜3g，太子参15g，大枣10g，苦杏仁10g，厚朴10g，甘草6g。

水煎服，每日1剂，早、晚2次分服。将上药煎之温服，并嘱忌食生冷辛辣之品。

二诊：服上药后，胃脘烧灼感减轻，反酸次数减少，食欲增进，眠可，大便正常，舌红，苔白腻，脉沉。此为阳气得复，胃脘气机瘀滞得以疏利，气机畅则痛减，纳食增加。胃为多血多气之腑，病久则耗伤气血，有气滞血瘀之虑，故加丹参15g，青藤香9g。丹参祛瘀生新，青藤香辛行苦泄，善治肝胃气滞所致脘腹疼痛。9剂，服法、禁忌同前。

三诊：服上药后，前症好转，仅餐后略感烧灼，无胃脘胀痛，食欲较好。可知胃气得复，而无食滞之忧，故去厚朴；气机畅通，已无胃寒瘀滞耗伤之虑，且恐黄连苦寒久用损伤胃气，故去黄连，加法罗海以巩固气机、调畅顺达。4剂，服法、禁忌同前。半个月后随访患者，诸症已消。

◆ 解析

张老的调中和胃汤是在半夏泻心汤基础上加味而成。以姜半夏辛散温通为君，散结消痞，降逆止呕；炮姜之辛热为臣，温中散寒，热而不燥，作用和缓持久，且长于温中止痛。药理研究表明：炮姜对溃疡有明显的抑制作用，而干姜无此作用。黄芩、黄连苦寒而泻热通痞。以上四药同用，共奏平调寒热、辛开苦降之功。张老把剂量做了调整，使其祛寒而不助热，清热而不伤胃。佐以太子参、大枣甘温益气、补脾益胃以复升降之功。使以甘草补脾和中、调和诸药。杏仁辛散而苦降，即可宣肺气，通三焦之气，助脾升

◆ 读案心悟

发，降胃气之逆。加入厚朴辛散苦降，行气宽中，为消结除满之要药。

【引自】王丽红.张介眉教授治疗消化不良临床案例解析.湖北中医杂志，2010，31（28）：28−29.

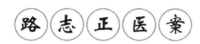

路志正医案

【辨证治则】脾胃虚弱，湿热中阻，脘腹胀满，以呕为主的痞证。治则健脾理气。

胡某，女，50岁。1981年3月14日就诊。患者心下痞，腹胀，胃中嘈杂，喜矢气，嗳气，心悸气短，四肢肿胀，时有自汗，背痛，寒热往来，胸中懊侬，失眠，小便时黄，大便时干或不爽，舌质红，苔薄黄，脉弦细微数。中医诊断为胃胀。

名医小传

路志正，中国中医科学院主任医师、教授、全国老中医药专家学术经验继承工作指导老师。他14岁进入伯父路益修创办的河北中医学校学习，并拜名医孟正己为师。1939年开始悬壶乡里；1950年以后在原卫生部中医技术指导科工作。医学代表作品有《中医临床资料汇编》《中医症状鉴别诊断学》《医论医话荟要》等。

【治法】辛开苦降，健脾理气，宣通气机。

【处方】半夏泻心汤减大枣之腻，加香橼皮理气宽胸，白芍和营卫。半夏9g，干姜2g，黄连6g，黄芩9g，太子参9g，甘草6g，香橼皮6g，白芍12g。

取5剂，每日1剂，水煎服。药后心下痞、胸闷、气短诸症减轻。继以代赭石汤加减5剂而收功。

◆解析

治痞满可用半夏泻心汤。其方为小柴胡汤去柴胡、生姜，加黄连、干姜。本

◆读案心悟

方以半夏为君，配干姜辛开温散，降逆止呕，黄芩、黄连苦寒降泻，人参、大枣、甘草健脾和胃，辛开苦降，共起降逆开结、和中泻热消痞之作用。本例患者为邪热阻滞心下，气机不利，则心下痞，腹胀，胃中嘈杂，喜矢气，嗳气。脾虚气不足，故心悸气短，四肢肿胀，时自汗；营卫不和而背痛及寒热往来；热扰心经，波及小肠，故胸中懊侬，失眠，小便有时黄；脾虚气机失常，则大便时干或不爽；脾虚湿郁化热，故口干不思饮，苔薄黄，舌质红，脉弦细微数。脾虚湿滞化热，阻滞胃脘，气机不利而致痞，以辛开苦降，健脾利气，宣通气机为治，方用半夏泻心汤加减，药证相符，故而疗效满意。

【引自】路志正. 健脾理气法治疗消化不良2例. 广西中医药，1984，7（2）：25.

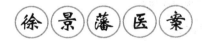

徐 景 藩 医 案

【辨证治则】气滞为主，由湿热内蕴，脾运失健，胃气不和所致。治则养胃和脾、导滞消食。

周某，男，55岁。2006年3月6日初诊。患者胃脘痞胀1年余，大便日行1次，易溏，不嗜酒，2004年12月6日在某中医院检查胃镜示中度慢性浅表性胃炎、十二指肠炎，2005年8月31日查B超示胆囊炎，屡经中西药治疗未效。就诊时患者胃脘痞胀，舌尖微红，苔薄白，脉细弦。诊断为胃脘痞胀（慢性浅表性胃炎）。中医诊断为胃痞。

【辨证】脾虚湿热，中虚气滞。

【治法】养胃理气。

【处方】太子参15g，麦冬15g，白芍15g，甘草3g，半夏10g，黄连2g，香附10g，鸡内金10g，佛手10g，绿梅花10g，莱菔缨15g，焦建曲15g。

每日1剂，水煎服。服药7剂后复诊，患者胃脘痞胀，夜间尤甚，大便日行1次，基本成形，舌质红，苔薄腻，关脉小弦，寸尽较弱，拟从和胃降逆，清化合法。

【处方】法半夏6g，陈皮6g，橘络6g，刀豆壳20g，枳壳10g，炙鸡内金10g，莱菔缨15g，厚朴花6g，黄连1.5g，紫苏梗10g，薏苡仁30g，麦芽30g，海金沙15g，建曲15g。

每日1剂，水煎服。药进14剂后，胃脘痞胀明显减轻，原方厚朴花改为10g，刀豆壳改为30g，黄连改为2g，加白残花10g。继续治疗1个月，胃脘痞胀基本缓解。

◆ 解析

脾虚湿热者当清化和胃。本案胆胃同病，既有慢性胃炎、十二指肠炎，又有胆囊炎。胃脘痞胀1年余，屡经中西医治疗未效，辨证为中虚气滞，以麦冬汤合香连丸加减，药后脾虚稍复，大便成形，但胃脘痞胀未除，舌苔薄腻，属湿热内蕴，气机不畅。改从和胃降逆，清化合法，先治其标，用二陈汤、王氏连朴饮、二金汤加减治疗。方用法半夏、陈皮、橘络、紫苏梗、刀豆壳和胃理气降逆；黄连、厚朴清热化湿；薏苡仁、麦芽、莱菔缨健脾消食助运；二金汤清利肝胆湿热，胆胃同调。药后胃脘痞胀明显缓解，改刀豆壳为30g，加白残花，以加强和胃降逆的作用，治疗1个月，胃疾终愈。本案本虚标实，本虚为脾虚，气阴不足，标实为胆胃气滞，湿热内蕴，治疗颇为棘手。细察病情，患者以胃脘痞胀为主症，脾喜

◆ 读案心悟

燥恶湿，湿热不祛，则脾运难复，急则治标，和胃降逆，清化合法，药后湿热渐化，胃脘痞胀明显改善，充分体现了辨证施治的重要性。

【引自】贺兴东，等.当代名老中医典型医案集·内科分册.北京：人民卫生出版社，2009.

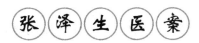

【辨证治则】患者素性抑郁，肝失调达，饮食不当，脾失健运，谷入不消。治以温中化痰、消食健脾。

刘某，女，52岁。1963年12月27日初诊，脘腹膨胀，痞满不适，泛恶痰涎，食少便难，小溲不多，脉象细弦，舌苔薄白而腻。脾运不健，痰湿内蕴，和降失司。中医诊断为胃痞。

【辨证】气机窒滞。

【治法】疏肝运脾，宣降气机。

【处方】旋覆花（包）6g，代赭石12g，炒枳壳5g，白杏仁9g，冬瓜子12g，川楝子9g，广郁金9g，合欢皮18g，川朴花3g，代代花3g，枇杷叶（去毛）9g，火麻仁9g，瓜蒌12g。

二诊：1964年1月4日。病情仍如上述，近2个月来，大便秘结不能自行排出，必须灌肠或服泻药才能大便，口淡无味，纳谷减少，腹胀，脉象弦细，舌淡苔白。再拟温运为法。

【处方】制附子3g，川桂枝3g，炒白术9g，炒枳壳5g，广陈皮5g，广木香3g，云茯苓9g，炙甘草3g，淡干姜3g，沉香曲12g，炒谷芽、炒麦芽各12g。

三诊：1964年1月7日。投温运之剂后，胸脘痞闷已得宽松，大便能自行解出，原方再进。原方附子改为5g。

四诊：1964年1月20日。中阳不足，脾运未复，湿浊阻滞，阴邪窃踞阳位，多食则胸脘痞胀，气窒而闷，胀甚影响睡眠，舌苔白腻，脉细而弦。原方增入瓜蒌、薤白以通阳化浊，而消痞满。

【处方】川桂枝8g，全瓜蒌9g，干薤白12g，炒白术9g，炒枳壳5g，广木香5g，春砂仁（后下）3g，广陈皮6g，法半夏9g，云茯苓9g，炙甘草3g，淡干姜3g，沉香曲9g，炒谷芽、炒麦芽各9g。

五诊：1964年2月3日。经用化痰下气、通阳泄浊剂后，胃脘痞胀已除，腹胀也消，纳谷转香，日进六七两，大便溏而不实。湿浊渐化，脾运未复，原方稍加健脾助运之品。方以香砂六君、枳术为主，以资巩固。

【处方】潞党参9g，炒白术9g，炒枳壳9g，广木香3g，春砂仁（后下）3g，川桂枝3g，法半夏9g，广陈皮6g，云茯苓9g，炙甘草3g，淡干姜3g，沉香曲12g，炒谷芽、炒麦芽各9g。

上方连服25剂，诸恙悉平，痊愈出院。

◆ 解析

患者1个月前有肠梗阻病史，经治好转，但半个月来脘腹气胀，痞闷不适，泛恶痰涎，嗳气不出，矢气不爽，不思饮食，大便又有9日未通，经X线检查示胃扩张。患者水入不运，脾不能为胃行其津液，胃不能为脾受盛水谷，清气不升，浊气滞留，则生膜胀，浊气不降，腑气不通，则大便难。治疗重在和胃降逆、调肝运脾。由于湿滞阻中，阳气不运。故用温化痰湿、健脾助运为主。继因苔腻不化，配伍瓜蒌薤白桂枝汤通阳化浊，以消痞满。终以香砂六君、枳术健脾化湿，从本缓图，而获痊愈。张老根据此证虚实夹杂的特点，主要以温阳与理气药配伍而取效。重在辨证，于此可见一斑。

【引自】张继泽. 张泽生医案医话集. 南京：江苏科学技术出版社，1981.

◆ 读案心悟

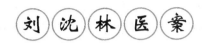

刘沈林医案

【辨证治则】本案病机乃湿滞脾胃。治则养胃化湿，健脾温中。

赵某，女，58岁。2007年7月30日初诊。患者素有胃病史，近半年来，胃脘痞胀，时有闷堵感，口中黏腻不爽，多食则症状加重，晨起时有恶心欲呕，乏力倦怠，大便溏而黏腻，食纳尚可，舌苔白腻，脉濡细。胃镜检查诊断为慢性浅表萎缩性胃炎，伴肠化生；十二指肠炎症，幽门螺杆菌（－）。中医诊断为胃痞。

【辨证】痰湿中阻，胃失和降。

【治法】苦温燥湿，健脾和胃。

【处方】炒苍术10g，川朴10g，陈皮5g，法半夏10g，云茯苓15g，藿香10g，紫苏梗10g，枳壳10g，木香10g，豆蔻（后下）3g，怀山药15g，炒建曲15g。

二诊：2007年8月7日。药后脘痞闷堵感已轻，舌苔白而厚腻渐化，大便溏黏，拟再化湿和中。

【处方】炒苍术10g，川厚朴10g，陈皮5g，法半夏10g，炒薏苡仁15g，茯苓15g，怀山药15g，木香10g，砂仁（后下）3g，佩兰10g，佛手10g，炒谷芽、炒麦芽各15g。

三诊：2007年8月21日。腹胀较松，脘痞堵塞感已消，食欲较振。舌苔薄白腻，脉细。健脾化湿，以畅中腑。

【处方】炒党参15g，炒白术10g，茯苓15g，炒薏苡仁15g，木香6g，砂仁（后下）3g，陈皮5g，法半夏10g，怀山药15g，佩兰10g，枳壳10g，炒建曲15g。

◆ 解析

患者胃脘痞胀，口中黏腻不爽，乏力倦怠，大便溏而黏腻，舌苔白腻为辨证要点。一诊时患者湿郁之象明显，方选不换金正气散化

◆ 读案心悟

裁，燥湿运脾，行气和胃。药后气机稍调，湿浊得化，但湿邪黏滞难解，故二诊时加薏苡仁、佛手再行化湿和中。湿为阴邪，其性重浊黏滞，易阻遏气机，损伤脾阳。三诊时湿去大半，治病求本，转以健脾化湿为主，方取香砂六君子汤化裁，以期脾胃健旺，升清降浊各有所司，痞满等症自除。

【引自】刘沈林.刘沈林医案医话选.北京：人民军医出版社，2013.

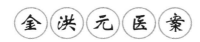

金洪元医案

【辨证治则】本案以寒热互结，脾胃升降失调为病机关键。治则理气和胃，清热化湿。

金某，女，57岁。2007年11月15日初诊。患者有胃病史数年，胃镜检查为慢性糜烂性胃炎，食管黏膜红斑充血，幽门螺杆菌（＋）。近3个月来，胃脘痞胀，食后尤甚，纳差，有时少量反酸，胃中灼热，喜暖畏寒，口干微苦，便溏。舌苔黄腻，质淡红，脉细弦。中医诊断为胃痞。

【辨证】寒热错杂，脾虚气滞。

【治法】苦降辛开，理气和胃。

【处方】川连3g，黄芩10g，法半夏10g，陈皮5g，干姜3g，淡吴茱萸3g，炒竹茹10g，枳壳10g，川朴10g，炒党参15g，茯苓15g，炙甘草3g。

二诊：2007年11月22日。胃脘痞胀已松，大便未实，纳谷欠香，舌苔薄白腻，脉细弦。中虚气滞，脾运不健，拟再益气健脾，化湿行气。

【处方】太子参15g，炒白术10g，茯苓15g，陈皮5g，木香6g，枳壳10g，佛手10g，怀山药15g，炒薏苡仁15g，砂仁（后下）3g，仙鹤草15g，炙甘草3g。

◆ 解析

患者寒热错杂，郁阻中都，气不升降，发为胃脘痞胀，在上为呕（反酸），在下为利（泄、溏），治当除其寒热，复其升降，补其脾胃为法。一诊时方选半夏泻心汤合左金丸化裁，苦降辛开，和胃降逆，开结除痞。药后气机已见调顺，痞满减缓，但仍脾虚不健，故二诊时转方香砂六君子汤益气健脾，化湿行气。"治中焦如衡，非平不安"，半夏泻心汤辛苦相伍，寒温并用，清热化浊，升降中焦气机，恢复脾胃运化，使升降出入之气畅通，故为调和阴阳，辛开苦降之代表方也。

【引自】张小萍，等.中医内科医案精选.上海：上海中医药大学出版社，2001.

◆ 读案心悟

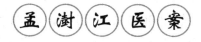

孟 澍 江 医 案

【辨证治则】患者纳呆之胃阳虚弱、胃气不振证。治疗以养胃升阳为主。

马某，男，36岁。1978年10月初诊。原患支气管扩张而多年咯血，就医已多，所服之药多为凉血止血之剂。近1个多月来，虽咯血已止，但胃口大减，不思饮食，食之无味。于是医者连用调胃之品，投剂虽多，但仍然毫无食欲，进食甚少，以致形体日益消瘦，精神每况愈下。诊察：面色淡黄无华，形体衰惫瘦削，微有咳嗽，痰血已无，不思饮食，舌淡红，边有齿痕，脉虚细。辨证：因久投寒凉之剂，劫夺胃阳，胃气相继而衰，受纳之职失司，故食不思进。中医诊断为胃痞。

【辨证】胃阳虚败，胃气不振。

【治法】治当温养，用甘草干姜汤主之。

【处方】甘草4g，干姜3g，白术8g，茯苓10g，茜草10g。3剂。

二诊：前用温通胃阳法，虽未见饮食大增，但自觉胸中舒适，口中稍知味，乃从前方加味继进。

三诊：用前方连服15剂后，食欲明显增加，进食后亦无不适感。自此又加醒胃之品，如藿香、佩兰等，食欲渐趋正常。先后调治月余而得恢复如常。

名医小传

孟澍江（1921—2004年），曾用名孟长泰，男，江苏高邮市人，大学文化程度。著名中医学家、中医温病学专家、中医教育家。曾任南京中医药大学教授、博士生导师。从事中医工作60年，具有丰富的教学和临床经验，是现代温病学的学科创始人。对热性病、脾胃病、肝胆病等的诊治尤为擅长，对各种疑难病症的处治有独到之处。

第二章

消化不良

◆ 解析

甘草干姜汤，本是《金匮要略》用以治疗肺痿肺中冷、吐涎沫证。因其具有温养胃阳之功，故用以治疗胃阳虚之不能食证，并取得较好的效果。此正所谓"异病同治"也。

【引自】杨进. 中国百年百名中医临床家丛书·孟澍江. 中国中医药出版社, 2006.

◆ 读案心悟

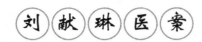

【辨证治则】肝热犯胃不能食，治则养肝和胃。

陈某，男，40岁。1993年10月20日初诊。患者食后脘痞而食少1年余，曾在某医院多次做上消化道钡剂X线检查，报告为"胃窦炎"，症见食少，食后胃脘痞满，嗳气口苦，时有口舌生疮，身痒，小便稍黄，大便尚调，舌质淡红，苔薄白，脉弦细。中医诊断为胃痞。

【辨证】肝热犯胃，气失和降。

【治法】以疏肝清热、理气和胃为法。

【处方】小柴胡汤加减。柴胡10g，黄芩10g，半夏12g，苍术、白术各10g，厚朴12g，陈皮10g，紫苏梗10g，大腹皮10g，炒莱菔子15g，枳实10g，甘草6g。

每日1剂，水煎服。

二诊：1993年10月23日。服药3剂，脘痞减轻，饮食稍增，口苦瘥，小便仍黄，舌淡红，苔薄白，脉弦。上方加木通10g，水煎服。

三诊：1993年10月30日。服药7剂，脘痞大轻，饮食明显增加，仍以清淡易消化饮食为主，小便调，嗳气止，舌淡红，苔薄白，脉弦细。上方继服7剂，痊愈。

◆ 解析

刘老先生详辨证候之后，启用小柴胡汤以清泻肝热，同时合入白术以健脾，从而消补兼施；并重视理气消导，合入陈平汤、香苏散等以理气消痞；在理气药的选用上则又尽量选择兼具燥湿化痰除胀之品，如苍术、陈皮、大腹皮之类。如此遣方用药，功效甚捷。

◆ 读案心悟

【引自】陶汉华.刘献琳学术经验辑要.北京：人民军医出版社，2015.

方良骏医案

【辨证治则】寒湿困脾所致的脘痞腹胀，不思饮食，倦怠嗜卧，并为食积停滞之脘腹胀痛，嗳腐吞酸，呕恶，泄泻。采用燥湿运脾、消食化积方法治疗。

患者，女，21岁。1998年1月20日初诊。主诉饮食稍多即胀，难受不止，食欲缺乏，胸脘痞闷，神疲乏力，四肢欠温，喜暖恶寒，面白无华，形体消瘦，证已数月。外院纤维胃镜、脑电图、头部CT等检查，诊为"神经性消化不良""神经官能症"，给予多潘立酮、维生素、健胃消食片等药物治疗无明显效果，故求治于中医。刻诊：舌质淡，舌苔薄白，脉来细弱。

【辨证】脾胃气虚，中阳不振，不能纳谷。

【处方】楂曲平胃散。苍术、厚朴、陈皮、半夏各10g，茯苓、山楂、神曲、麦芽各15g，甘草3g。

每日1剂，水煎取汁，分次温服。用上药3剂诸症皆除，纳食增加，续服上方7剂，病全解。

◆ 解析

楂曲平胃散与枳术丸皆系消补兼施之剂，且补大于消，均用于脾虚积证。但本方用药较多，照顾亦全面，补脾消食之力皆大于枳术丸，兼能化湿止泻，宜于脾虚食积夹湿而见便溏、苔腻微黄等证情较复杂者；而枳术丸药简性平，宜于脾虚气滞，证情较单纯者。

本方为治脾虚食积之良方。临床以脘腹痞闷、食少难消、大便溏薄、苔腻微黄、脉细弱为证治要点。若脾胃虚寒、舌苔白腻者，加干姜以温中祛寒；湿盛泄泻者，可加白扁豆、薏

◆ 读案心悟

苡仁以助渗湿止泻。

【引自】王维. 当代妙方. 北京：中医古籍出版社，2007.

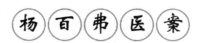

杨百弗医案

【辨证治则】形体消瘦，面色萎黄，精神萎靡，声低懒言，脾虚湿阻、气机不畅。治以升降脾胃，理气化湿。

周某，男，28岁。1991年10月15日初诊。自诉胃脘痛4年，加重10日。自觉胃脘痞满、胀痛，食后为甚，并向背部放射。嗳气吞酸，频繁呕吐食物痰涎，纳食减少，神疲乏力，气短怕冷，大便时干时溏。诊见患者由爱人搀扶，舌质淡红，苔白腻，脉细缓。遂投升降脾胃汤稍作加减。

【处方】升降脾胃汤。党参15g，白术10g，茯苓15g，炙甘草6g，陈皮10g，法半夏10g，厚朴10g，枳壳10g，白豆蔻仁6g，干姜3g，黄连3g。

每日1剂，煎煮2次，分3次于进食前后1小时左右温服。前后共服15剂，痞满、胀痛尽除，诸症若失。调治月余而愈，未再复发。

◆ 解析

方以党参、白术、茯苓、甘草四君子健脾益气升清；陈皮、法半夏燥湿化痰、和胃降浊；厚朴、枳壳、白豆蔻仁理气运脾以化湿，佐干姜、黄连少量，妙在取其辛开苦降之力，助诸药以升降脾胃之气。干姜辛温，主散主升，既助四君子升运脾气，又助厚朴、法半夏开痞散结；黄连苦寒，主燥主降，既助陈皮、法半夏降胃止逆，又助他药祛湿。如此升降复常，脾胃调和，痞开湿化，则诸症自除。

【引自】田元祥. 内科疾病名家验案评析. 北京：中国中医药出版社，2002.

◆ 读案心悟

第三章　胃脘痛

　　胃脘痛即胃痛，是以上腹胃脘部近心窝处的疼痛为主症的一类病症，因此，常有人称"心痛、心口窝痛"。其发作多与饮食、情绪、酗酒及季节变化等密切相关，是临床常见病症。胃脘痛既是中医病名又是临床症状表现，因此，如急慢性胃炎、溃疡病、胃神经症等表现有上腹胃脘部近心窝处疼痛时均可按中医学之"胃脘痛"进行相应的辨证施治及遣方用药。常可伴见其他症状，如胃灼热感、胸骨后热感、反酸、口中酸腐、口疮、腹胀、进食后堵塞感、食欲减退或欲进食但食后胃脘部不适或腹中冷喜温敷，也可伴有大便异常，或便秘或腹泻等。

　　中医学文献多将胃脘痛称作心痛、心下满痛。其病因多由于情志失调、寒邪犯胃、饮食伤胃，脾胃虚弱等。病位主要在胃，涉及肝、脾两脏。临床辨证以虚证和虚实相兼证常见。病机为"不通则痛"或"不荣则痛"。

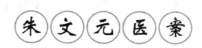

【辨证治则】脾虚湿（痰）盛所致胃肠疾病。症见胃脘胀满，隐痛痞闷，倦怠乏力，气短欲睡，不思饮食，时吐酸水，恶心欲呕，舌淡苔白腻，脉虚弱。治则健脾养胃。

某女，59岁。2005年6月29日诊。胃脘胀满，隐痛痞闷，倦怠乏力，气短欲睡，不思饮食，时吐酸水，恶心欲呕，舌淡苔白腻，脉虚弱。曾多处诊治为胃下垂。中医诊断为胃脘痛。

【辨证】脾胃气虚，湿邪内阻。

【治法】健脾益气，升阳举陷。

【处方】陈平汤加减。苍术12g，厚朴6g，陈皮10g，半夏12g，云茯苓12g，枳壳15g，砂仁12g，党参30g，白术30g，升麻3g，柴胡10g，甘草6g，生姜3片，大枣10枚。

水煎服，每日1剂。服药5剂后，自感胀满疼痛、痞闷诸症减轻，已不恶心。上方去半夏，加黄芪30g。6剂后再诊，诸症消失，食欲大增。改为隔日1剂。共服药16剂，病告痊愈。

◆ 解析

脾胃乃气血生化之源，后天之本，脾虚则生化不足，水湿失运，清阳不升而下陷。治宜健脾益气，升阳举陷，佐以化湿。故陈平汤中加入党参、白术、黄芪以增健脾益气之功，加升麻、柴胡以求升阳举陷之力，组方遣药，紧扣病机，故取效甚捷。

陈平汤即二陈汤与平胃散之合方，由苍

◆ 读案心悟

术、厚朴、陈皮、半夏、云茯苓、甘草、生姜、大枣等组成，水煎2次合并，分早、晚温服。方中苍术燥湿健脾；厚朴下气燥湿；半夏燥湿化痰，和中降逆；云茯苓健脾燥湿，利水化痰；甘草、大枣、生姜补脾和中止呕。适用于脾胃不和、痰湿内阻、不思饮食、胸膈痞闷、脘腹胀满等症。笔者多年来以之加减治疗胃肠疾病，每获捷效。

【引自】李艳萍，朱文元.陈平汤治疗胃肠疾病验案举隅.中医药临床杂志，2006，18（4）：363.

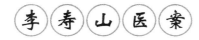

李寿山医案

【辨证治则】患者阴津亏耗，虚火灼胃而致胃痛。症见胃脘灼热，痞满隐痛，嘈杂懊侬，似饥不纳，口干咽燥，吞咽不畅，五心烦热，大便秘结。治以养胃润肠、养阴生津为主。

陈某，男，82岁。近3个月胃脘灼热疼痛，犹如火炙，嘈杂反酸，饥不能食，伴口咽干燥，大便干结，舌红绛苔老黄，脉弦细。四诊合参：胃脘痛。

【辨证】阴津亏耗，虚火灼胃。

【处方】沙参20g，麦冬、石斛、玉竹各15g，山药20g，焦山楂15g，乌梅10g，生石膏20g，知母10g，花粉20g，决明子30g，白芍、甘草各10g。

将上药用水浸泡30分钟，石膏先煎30分钟，与余药再共煎2次，将所得药液混合。每日1剂，分2次温服。服

名医小传

李寿山，出身中医世家，曾任大连市第一医院、中苏友谊医院中医科主任。1961年调入大连市中医院任院长，大连市中医研究所所长，1979年任中医主任医师。他先后兼任中国中医药学会理事，全国中医脾胃病专业委员会顾问，《辽宁中医杂志》编委，1992年享受国务院颁发的有突出贡献的科技人员政府津贴。

用本方时，忌食辛辣之品。7剂后，胃脘灼热减轻，但仍感胃痛隐隐，绵绵不休。上方去石膏、花粉，加丹参30g，降香15g，继服。随症加减，治疗2个月余，诸症均缓，病情稳定。

◆ 解析

方中沙参、麦冬甘而微寒，滋养肺胃之阴，生津止渴；石斛、玉竹偏于益胃生津，养阴清热；山药甘平，平补脾胃；佐以乌梅、焦山楂，味酸生津，消食健胃；白芍、甘草酸甘化阴，缓急止痛。诸药合用，共奏益胃生津、养阴和中之功。适用于阴津亏耗、虚火灼胃而致的胃痛。

◆ 读案心悟

【引自】于家军. 李寿山调理脾胃验方撷萃. 辽宁中医学院学报，2002，4（3）：206.

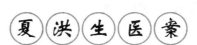

夏 洪 生 医 案

【辨证治则】气滞血瘀证。症见胃脘刺痛，夜间为甚，痛连及背部，无法入睡，上腹部嘈杂感明显，反酸，时感腹胀胸闷。治疗以化瘀和胃、行气止痛为主。

李某，女，61岁。胃脘痛1个月。2003年6月2日初诊。1年前被诊为"冠心病"在本院行冠状动脉支架植入术，服阿司匹林已1年，近1个月来，感胃脘刺痛，夜间为甚，痛连及背部，无法入睡，上腹部嘈杂感明显，晨起反酸，时感腹胀胸闷，大便正常，食纳差。舌体胖大，舌质暗，苔白，脉弦细。

【处方】苍术10g，厚朴10g，陈皮10g，莱菔子10g，鸡内金12g，川楝子12g，白芍15g，黄芪30g，地龙10g，当归10g，香附8g，川芎10g，丹参15g，甘草5g。

将上药用水浸泡30分钟，煎30分钟，每剂煎2次，将所得药液混合。每日1剂，分2次温服。

二诊：胃痛明显减轻，餐后感脘腹不适，时有胸闷，食纳欠佳，上方加焦三仙（焦山楂、焦神曲、焦麦芽）各15g。4剂。

三诊：胃痛、脘腹不适等消失，食纳转佳，偶有胸闷，继服4剂。

◆解析

夏老认为，胃脘痛一病其病因虽有气滞、寒凝、热郁、湿阻、血瘀、饮停、食滞、阴虚、肝火、气虚等，但其病机要点在于湿（食）、气、瘀、寒四端。因胃为五脏六腑之大源，主受纳腐熟水谷，其气以和降为顺。脾胃的受纳运化，中焦气机的升降，有赖于肝之疏泄，"土得木而达"。夏老治胃痛多选辛散温中之品。常用治疗胃痛基本方由平胃散加减化裁而成：苍术、厚朴、陈皮、莱菔子、鸡内金、川楝子、香附、甘草。方中苍术、厚朴燥湿健脾治湿、鸡内金消食导滞；莱菔子下气降气，香附、川楝子理气疏肝。川芎、地龙、丹参化瘀止痛。全方性温，温中和胃辛香散寒。临床可根据寒热阴阳偏盛，正邪虚实，气血虚损等灵活加减。病例为一老年患者，气虚血瘀，以基本方加益气活血之品奏效。

【引自】曹田梅.夏洪生教授治疗胃脘痛验案.深圳中西医结合杂志，2004，14（4）：230.

◆读案心悟

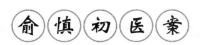

【辨证治则】 气滞血瘀阻滞胃络之胃痛。症见胃痛如针刺或刀割样，固定不移，拒按，舌暗紫或有瘀斑，脉弦涩。治疗以理气化瘀、补脾益气为宜。

蔡某，女，66岁。胃脘痛反复发作10余年，近1周痛剧，痛如针刺，固定不移，拒按，舌暗紫或有瘀斑，脉弦细。俞老认为气滞血瘀阻滞胃络之胃痛，理气化瘀为主。

【处方】 柴胡6g，白芍10g，枳壳6g，甘草3g，丹参12g，桃仁6g，当归身6g，三七5g，川楝子10g，延胡索10g，党参15g，黄芪15g。

水煎服，每日1剂。服用5剂后，胃痛明显减轻，上方减党参，加乌药10g，郁金10g，又服用5剂胃痛消失。

◆解析

俞老认为，气滞血瘀阻滞胃络之胃痛，临床常见胃痛如针刺或刀割样，固定不移，拒按，舌暗紫或有瘀斑，脉弦涩。理气化瘀为主。常用四逆散、四君子汤合金铃子散或活络效灵丹合方加减。用柴胡、白芍、枳壳、川楝子、延胡索等药以疏肝理气，丹参、桃仁、当归身、三七以活血化瘀、疏通胃络，又配党参、黄芪以补脾益气。理气、祛瘀、补虚并治，效果较佳。

【引自】 刘德荣.俞慎初教授从瘀论治内科杂病经验举隅.贵阳中医学院学报，1996，18（4）：10.

◆读案心悟

胃肠病

名医验案解析

胡毓恒医案

【辨证治则】 此证为厥阴郁勃之气上冲于胃，胃气被阻，不得通降所致。治则和胃益气。拟寒热并用之法以调肝和胃。

徐某，男，40岁。患胃脘疼痛1年，其痛上抵心胸，脘腹自觉有一股凉气窜动，有时则变为灼热之气由胃上冲咽喉。在某医院检查，诊为"慢性浅表性胃炎"，经服中、西药，收效不明显。患者饮食日渐减少，腹部胀满，少寐，小便黄，大便不燥。视其舌质红绛，切其脉弦。中医诊断为胃脘痛。

【处方】 黄连6g，川楝子10g，乌梅12g，白芍15g，生姜10g，川花椒9g，当归15g，陈皮10g，枳壳10g，香附15g，郁金12g。

服药5剂，胃痛即止，气窜症消失，食欲有所增加，腹部微有胀满，再于上方加焦三仙（焦山楂、焦神曲、焦麦芽）各30g，厚朴10g，连服3剂，诸症皆安。

◆ 解析

本案胃脘痛伴上冲之气时寒时热，实属寒热错杂之候。又见其脉弦，则为厥阴之气犯胃所致。如以舌绛，胃中灼热而用苦寒之药，则苦能伤阴，寒则伤胃；如以凉气窜动扰胃而用辛温之品，则必劫肝阴而反助阴中之伏热。故治疗必以寒热并用之法，调厥阴肝气以和胃。方中黄连、川楝子之苦以清其热；乌梅、白芍之酸以滋其阴；生姜、川花椒、当归之辛温以温散其寒，助肝脏疏泄；陈皮、枳壳、香附、郁金调肝胃之

◆ 读案心悟

气，以舒展气血之郁。全方寒温并施，肝胃并调，正切本案之病机，故服之即效。

【引自】胡毓恒.胡毓恒临床验案精选.长沙：湖南科学技术出版社，2007.

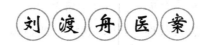 刘渡舟医案

【辨证治则】本案为胃肠阳虚寒盛，水阴不化之候。阴寒滞腹，经脉收引，故致腹痛剧烈。治疗以温中止痛、散寒降逆为主。

周某，女，65岁。1994年3月28日初诊。患者腹中绞痛，气窜胁胀，肠鸣辘辘，恶心呕吐，痛则欲便，泻下急迫，便质清稀。某医院诊断为"肠功能紊乱"，服中、西药，效果不显。病延20余日，经人介绍，转请刘老诊治。其人身凉肢冷，畏寒喜暖，腹痛时，则冷汗淋漓，心悸气短。舌淡而胖，苔腻而白，脉沉而缓。综观脉证，寒邪内盛。《灵枢·五邪》云："邪在脾胃……阳气不足，阴气有余，则寒中肠鸣腹痛。"中医辨证为胃脘痛。

【治法】温中止痛，散寒降逆。

【处方】《金匮要略》中"附子粳米汤"。附子12g，半夏15g，粳米20g，炙甘草10g，大枣12枚。

服3剂，痛与呕减轻，大便成形，又服2剂病基本而愈。改投附子理中汤以温中暖寒。调养10余日，即康复如初。

◆解析

患者腹中寒气奔迫，上攻胸胁、胃脘，则见胸胁胀满，恶心呕吐。《素问·举痛论》中所谓："寒气客于肠

◆读案心悟

胃，厥逆上出，故痛而呕也。"脾胃阳虚，不能运化水湿，反下渗于肠，故见肠鸣辘辘，下利清稀。凭证而辨，恰切"附子粳米汤"之治。《金匮要略·腹满寒疝宿食病脉证并治》中指出："胸中寒气，雷鸣切痛，胸胁逆满，呕吐，附子粳米汤主之。"方用附子温里散寒以止腹痛，半夏化饮降逆以止呕吐，粳米、甘草、大枣补益脾胃以缓急迫。合为温中定痛，散寒止呕之良剂，用于中焦阳虚寒盛，兼有水饮内停之腹痛、呕吐、肠鸣之证，俱获效验。

【引自】陈明.刘渡舟验案精选.北京：学苑出版社，2007.

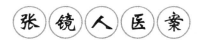

【辨证治则】胃痛日久当重视瘀阻之存在。采用养阴益气、活血养胃的方法治疗。

孙某，女，56岁。患者胃脘疼痛，犹如针刺，胀满不舒，纳谷减少，嗳气频作，嘈杂口苦，大便稀溏，曾有便血1次。病经数载，渐见消瘦乏力，查其舌质紫暗，脉细弦，纤维胃镜检查提示为慢性浅表性胃炎伴局限性萎缩。中医辨证为胃脘痛。

【治法】养阴益胃，理气和络。

【处方】人参9g，南沙参9g，石斛12g，炒赤芍9g，炙甘草5g，白花蛇舌草30g，铁树叶30g，平地木15g，旋覆花9g，代赭石15g，九香虫5g，预知子12g，徐长卿15g，血竭末（吞服）2g，炒楂曲9g，乌梅9g。

服药4周后，刺痛大减，胀满亦轻。连服3个月，诸症全部消失，食欲增加，大便如常。

◆解析

叶天士云："胃痛久而屡发，必有凝痰聚瘀。"胃脘痛之久病者，治疗时应重视瘀阻络脉的存在。慢性胃炎有胃黏膜萎缩存在者，治疗应注意养阴益胃、理气和络。胃脘痛者，久病多见胃阴不足或瘀阻络脉，胃镜检查往往多见萎缩性胃炎，养阴益胃、调气活血并进，多采用叶天士的养胃汤合思食丸加减，冀酸甘化阴，胃阴得复。调气药除紫苏梗、香附以外，常兼用预知子以疏肝散结；活血药除丹参、赤芍以外，常兼用血竭以行瘀止痛、活血生肌，对萎缩及溃疡之愈合均有裨益。

【引自】单书健.古今名医临证金鉴·胃痛痞满卷.北京：中国中医药出版社，1999.

◆读案心悟

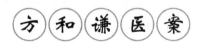

方 和 谦 医 案

【辨证治则】虚实夹杂宜从补中和胃论治。

刘某，女，21岁。因胃脘胀痛5年，加重伴恶心3日，于2005年7月14日就诊。患者因住校就餐，饥饱不均，出现胃脘胀痛，在本地医院经胃镜检查诊断为慢性胃炎，用药不详，疗效不明显。2002年曾做胃镜检查，提示为慢性浅表性胃炎，反流性食管炎，幽门螺杆菌（-）。近3日来胃脘胀痛加重，饥饿时明显，伴恶心、呃逆、呕吐，无反酸，腹胀，头晕，纳呆，二便调，睡眠佳，查舌质淡红，苔薄白，脉平缓。中医临床诊断为胃脘痛（慢性浅表性胃炎）。

【辨证】胃虚气滞证。

【治法】补中和胃。

【处方】香砂六君子汤加减。党参10g，茯苓10g，炒白术10g，炙甘草6g，陈皮10g，法半夏6g，砂仁（后下）5g，炒焦曲6g，莱菔子5g，炒枳壳6g，淡干姜2g，大腹皮5g，干藿香5g，炒谷芽15g，大枣4g。

取4剂，每日1剂，水煎服，并嘱饮食宜软、烂、熟、温为佳。药后患者胃脘胀痛好转，已不恶心，仍感腹胀，纳食、二便可，查舌质淡红，苔薄白，脉平缓，前方奏效，效不更方，上方加佩兰6g，再取7剂，饮食宜忌同前。再诊时患者胃脘胀痛消失，仍感腹胀、口干，纳少，二便可，理气和胃，守上方加郁金6g，香附6g，木香3g，取7剂，每日1剂，水煎服，饮食宜忌同前。

◆ 解析

本例患者长期饮食不节，造成脾胃虚弱，运化、受纳功能减退，气机不畅，则胃脘胀痛不适，腹胀，纳呆；胃气以降为顺，胃气不降反而上逆则恶心，呃逆，呕吐；清阳不升，则头晕。其病位在脾胃，病性为虚实夹杂，治用香砂六君子汤健脾益气和胃，补后天之本，滋气血生化之源。本案在香砂六君子汤的基础上，加枳壳行气宽中除胀；莱菔子消食降气；炒谷芽、炒焦曲消食和中，健脾开胃；大腹皮下气宽中；干姜温胃止呕；藿香解暑化湿；大枣补脾和药。考虑到正值暑季，患者常有暑温夹湿的现象，因此在二诊时加入佩兰以芳香化湿。三诊时胃痛已愈，仍腹胀、口干，说明气机仍然不畅，遂加郁金、

◆ 读案心悟

香附疏肝理气，木香行气调中。香砂六君子汤出自《医方集解》，常用于治疗脾胃气虚、寒湿滞于中焦之脘腹胀满疼痛等，本案准确运用经方，根据季节特点灵活加减用药，故而获效良好。

【引自】贺兴东，等.当代名老中医典型医案集·内科分册.北京：人民卫生出版社，2009.

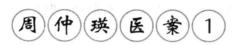

周仲瑛医案①

【辨证治则】慢性胃痛当从肝胃失和论治。

黄某，女，54岁。2004年8月12日初诊。患者胃痛时作已2年，嗳气，反酸，大便失调，舌质紫，苔淡黄腻，脉弦，胃镜检查显示胃窦溃疡（S_1期）、充血渗出性胃炎。中医诊断为胃脘痛。

【辨证】湿热中阻，肝胃失和。

【治法】清化湿热，理气和中。

【处方】藿梗10g，紫苏梗10g，制香附10g，黄连4g，吴茱萸3g，炒黄芩10g，法半夏10g，厚朴5g，炒枳壳10g，炒延胡索10g，制海螵蛸15g，浙贝母10g，蒲公英12g。

取14剂，每日1剂，水煎服。

二诊：2004年8月26日。患者胃痛、嗳气、反酸减轻，偶有隐痛发胀，大便日行2～3次，便前腹痛，舌苔淡黄腻，脉细，提示兼夹脾胃虚寒，上方加焦白术10g，高良姜5g，以健脾温中，理气散寒，再取14剂，每日1剂，水煎服。

名医小传

周仲瑛，南京中医药大学教授、主任医师、博士生导师、国医大师。世代中医，幼承庭训，随父周筱斋教授学习中医。1948年开始从事中医临床工作，1956年进入南京中医学院附属医院工作，先后任住院医师、主治医师、主任医师、副院长等职。1983年调任南京中医学院，任院长。目前担任中国中医科学院学术委员、江苏省中医学会终身名誉会长等职。

三诊：2004年9月9日。患者胃痛不显，时有反酸、嗳气，胃部喜暖，食纳知味，咽干，口干欲饮，大便成形，日行1次。由于加健脾温中药后便前腹痛消除，大便恢复正常，故去高良姜之温胃理气，患者出现咽干、口干欲饮，所以加用滋养脾阴、化湿泄浊之药，于8月12日方加焦白术10g，南沙参10g，白残花5g，取14剂，每日1剂，水煎服。

四诊：2004年9月27日。从湿热中阻、肝胃失和治疗数周，患者胃痛缓解，嗳气反酸不显，目前口稍干，右胁背不舒，舌质暗红，苔薄白腻，脉细滑，治守原法，8月12日方去浙贝母，加砂仁（后下）3g，豆蔻（后下）3g，陈皮6g，炒苍术6g，取7剂，每日1剂，水煎服。

◆ 解析

本例患者胃痛时作已2年，伴有嗳气、反酸，为肝气犯胃、胃气郁滞、胃失和降所致；舌苔黄腻为湿热中阻的表现。故辨证为湿热中阻、肝胃不和，清热化湿、理气和中。方拟香苏饮理气和胃；连苏饮清热化湿，理气和中；左金丸清肝泄热和胃；乌贝散制酸和胃；炒延胡索、炒枳壳理气止痛；蒲公英清热解毒，抗炎杀菌，周老常用于辨证有热象的胃病。服药14剂后胃痛、嗳气、反酸减轻，之后遵法出入巩固，病愈大半。四诊时患者舌苔转为白腻，提示热减而湿浊偏重，故加苍术、陈皮（合法半夏、厚朴为平胃散）、豆蔻、砂仁以增加化湿泄浊之功。

【引自】周仲瑛. 治疗老胃病用药临床探究. 南京中医药大学学报，2007，23（5）：325.

◆ 读案心悟

第三章 胃脘痛

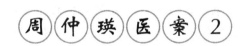

周仲瑛医案 2

【辨证治则】疼痛间作，喜暖喜按，受寒尤甚，乃脾胃虚寒，胃失温养，中焦虚寒之象。采用温脾健胃、散寒补虚的方法治疗。

陆某，女，63岁。2006年3月4日初诊。患者有胃病史10余年，经胃镜检查诊断为慢性轻度萎缩性胃炎伴肠化生。近几年来，胃脘疼痛发作，尤以受寒饮冷之后疼痛尤为明显，此诊痛作已1个月有余，痛势隐隐，喜暖喜按，背脊尤其怕冷畏寒，四肢欠温，舌苔薄白，脉细。

【辨证】中虚胃寒。

【治法】建中补虚。

【处方】炙黄芪15g，桂枝10g，白芍15g，高良姜5g，制香附10g，当归10g，陈皮5g，法半夏10g，淡吴茱萸3g，枳壳10g，炙甘草3g，大枣10g。

二诊：2006年3月12日。服药7剂，胃痛即止，腹部已有温暖感，然多食胃脘仍有饱胀感，嗳气，背部怕冷，舌苔薄白，脉细。治拟温中散寒、甘缓和中。

【处方】炙黄芪15g，炒党参15g，炒白术10g，茯苓15g，陈皮5g，佛手10g，法半夏10g，当归10g，白芍15g，桂枝10g，炙甘草3g，大枣10g，生姜3片（自备）。

三诊：2006年3月20日。胃痛已未作，怕冷症状明显改善，食欲较好。治宗原法，原方加怀山药15g，仙鹤草15g，7剂调理。

◆ 解析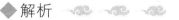

本案胃病10余年，宗"急者缓之必以甘""虚者补之必以温"之旨，选用黄芪建中汤合良附丸化裁。寒得温则散，急得甘则缓，药后寒减，气血流

◆ 读案心悟

畅，胃痛即止。久痛多虚，寒虽减而未去，症虽减而未除。二诊仍用黄芪建中汤温胃散寒、理气止痛。巩固治疗后，症情改善明显，三诊加怀山药、仙鹤草，增强补虚之力，继续调理。

【引自】陈四清.周仲瑛内科病医案精选.北京：人民军医出版社，2011.

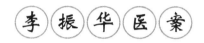
李振华医案

【辨证治则】脾胃气虚之胃痛，治则养胃健脾。

周某，女，30岁。1986年10月18日就诊。患者胃脘胀痛5年余，经服中药行气疏利之品效不显，于是加强行气之力，胀痛更甚，初病时食后加重，现不食亦胀，1985年5月胃镜检查诊断为浅表性胃炎。现患者脘腹满闷胀痛，胀甚于痛，以午后傍晚为甚，口淡黏腻，纳差食少，食后不化，形体消瘦，倦怠乏力，面色萎黄，舌胖嫩，有齿痕，苔厚腻，脉濡缓稍弦。西医诊断为浅表性胃炎；中医诊断为胃痛。

【辨证】脾胃气虚，气滞湿阻。

【治法】健脾补中，行气化湿。

【处方】香砂六君子汤加味。党参15g，白术10g，茯苓15g，半夏10g，陈皮12g，木香10g，砂仁10g，枳壳10g，神曲12g，川厚朴10g，佩兰10g，炙甘草3g。

每日1剂，水煎服。服药1周后，患者胃脘满闷胀痛略减，稍思饮食。半个月后胀痛减轻，已不满闷，口不黏腻，腻苔渐退，饮食增加。以后在此方

名医小传

李振华，男，原河南中医学院院长，享受国务院政府特殊津贴。他从医60余年，从教50余载，是全国著名中医学家、中医教育家。曾任七届全国人大代表、中华中医药学会常务理事。1990年被人事部、原卫生部和国家中医药管理局确定为首批全国名老中医药专家，2009年被人力资源和社会保障部、原卫生部评选为全国首届国医大师。

基础上适当增减，2个月后胀痛基本消失，饮食正常，即使稍多饮食亦不作胀，形体渐感有力，复查胃镜提示胃黏膜正常。

◆ 解析

◆ 读案心悟

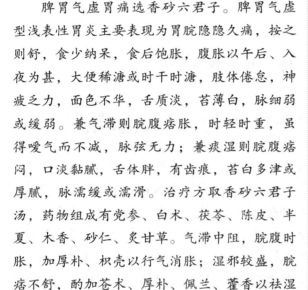

脾胃气虚胃痛选香砂六君子。脾胃气虚型浅表性胃炎主要表现为胃脘隐隐久痛，按之则舒，食少纳呆，食后饱胀，腹胀以午后、入夜为甚，大便稀溏或时干时溏，肢体倦怠，神疲乏力，面色不华，舌质淡，苔薄白，脉细弱或缓弱。兼气滞则脘腹痞胀，时轻时重，虽得嗳气而不减，脉弦无力；兼痰湿则脘腹痞闷，口淡黏腻，舌体胖，有齿痕，苔白多津或厚腻，脉濡缓或濡滑。治疗方取香砂六君子汤，药物组成有党参、白术、茯苓、陈皮、半夏、木香、砂仁、炙甘草。气滞中阻，脘腹时胀，加厚朴、枳壳以行气消胀；湿邪较盛，脘痞不舒，酌加苍术、厚朴、佩兰、藿香以祛湿化浊。本例患者脾胃气虚，气滞湿阻，以健脾补中，行气化湿为治法，方选香砂六君子汤加味，取得了较好的疗效。

【引自】李振华.治疗胃脘痛临床经验3例.河南中医药学刊，1994，9（1）：44.

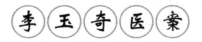

李玉奇医案

【辨证治则】患者由郁变瘀，由瘀而变腐，由腐而成痈。采用清热解毒，活血健脾论治。

于某，男，43岁。1995年9月20日初诊。患者胃脘部胀痛反复发作7年余，加重2个月，每因受凉、情志不畅而发作或加剧，曾多次服中、西药治疗，效果不理想。现仍胃脘胀痛，嘈杂反酸，纳呆，近期消瘦明显，触诊剑突下触痛明显，无肿块，舌暗红尖赤，舌体瘦薄少苔，脉沉弦，胃镜及胃黏膜活检示慢性萎缩性胃炎、胃窦部黏膜局部增生。中医诊断为胃脘痛。

【辨证】虚寒化热型。

【治法】健脾清热，疏肝活血。

【处方】党参20g，苦参10g，姜黄10g，白芥子15g，郁金15g，桃仁15g，柴胡20g，茴香5g，黄连10g，沉香5g，甘草10g，蚕沙10g。

取6剂，每剂水煎3次，混匀后分3次口服，每日早、晚各服1次，1日半服完1剂，同时服李老研制之阻癌胃泰（由黄芪、莪术、白及、瓜蒌等组成），每次1包（20g），每日2次，早晚服。患者服完第1剂后，自觉胃脘部结节像冰块一样逐渐融化，并顺小腹流下，自觉胃脘小腹部发凉，外敷热水袋则融化加速，无泄泻。6剂服完，食欲大增，自觉病去大半。

四诊：1995年12月14日，患者自觉胃脘部诸症已基本痊愈，唯自觉两胁下仍有两点块状未融化完（自诉约一横指宽）。继服上药至38剂，服阻癌胃泰至145包时，患者一切如常，体重增加，胃镜及胃黏膜活检示炎症、增生消失。

◆ 解析

萎缩性胃炎胃痛宜以痛论治。慢性萎缩性胃炎病情反复难愈，病程较长。李老认为胃脘之疾，其成因不外虚实寒热、气滞血瘀，萎缩性胃炎的成因乃是上述成因最后演化的结果，在治疗上主张治本从病而治，治标从证而治。治本扶正补脾，去腐生新；治标知犯何逆，随证治之。药用党参、甘草健脾；柴胡、苦参、郁金疏肝；桃仁、姜黄、郁金活血化瘀，以消癥积；白芥子、茴

◆ 读案心悟

香、沉香理气和胃止痛；黄连、蚕沙清热和胃。诸药配伍，共取健脾、清热、疏肝、化瘀之效，同时配合健脾清热、行气活血、化瘀散结之阻癌胃泰，取得了较好的疗效。

【引自】李玉奇.采用活血健脾法论治胃脘痛3例.辽宁中医杂志，1997（1）：10.

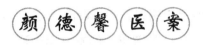

颜 德 馨 医 案

【辨证治则】胃失滋润者应当滋中而兼调，治则养胃柔肝。

孙某，女，84岁。患者有胃病史约30余年，每遇天气变化即感胃脘部隐痛，反酸嗳气，与饮食无明显关系。1982年因劳累曾上消化道出血，经治好转，胃肠钡剂X线造影显示为十二指肠溃疡。上月初因天气转冷，起居不慎，胃痛复作，黑粪伴头晕心悸，神疲乏力，经治血止。入院后胃肠钡剂X线造影显示为十二指肠动力障碍、十二指肠淤滞。1984年12月12日颜老查房时，患者不思饮食，胃脘胀满隐痛，口干苦，不多饮，眩晕神萎，四肢乏力，舌红绛苔净，脉细小数。此乃胃阴不足，运化无权。中医诊断为胃脘痛。

【辨证】中焦瘀滞而升降失司。

【治法】养胃阴法。

【处方】北沙参12g，芦根30g，麦冬9g，天花粉9g，生地黄12g，玉竹9g，生麦芽12g，檀香1.5g，砂仁（后下）3g，乌梅6g。

取6剂，每日1剂，水煎服。服药3剂后纳食增，舌绛好转；6剂后纳食又增，闷胀隐痛大减，舌边薄白苔，精神亦振。

◆解析

本例患者胃疾兼见舌光绛，乃胃失柔润，运化无权，滋阴养胃为正治之法，

◆读案心悟

然单纯滋阴反助其壅。颜老进而指出"阴中求阳"，取醒中流动之品，诸如生麦芽、檀香、砂仁是也。加入一味乌梅，不仅增水，且寓柔肝、疏肝之意，以免中土克伐。《神农本草经》中云乌梅"主下气"，与生麦芽之升，二者相伍，亦成一升一降之妙。胃阴来复，升降复常，纳谷当馨，生化复矣。

【引自】涂志和.颜德馨教授采用养胃法治疗胃脘痛经验.中国医药学报，1996，11（4）：38.

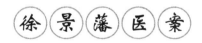

【辨证治则】老年胃病多属气虚并兼气滞，胃病临床多见，老年居多，盖体衰腑弱所致。治疗以益气养胃，补气养肝为主。

樊某，男，62岁。患胃病逾十载，脘部隐痛，腹胀不适，痛时喜按，嗳恶食少，体乏无力，畏寒便溏，舌尖红，苔薄白，脉沉细。中医诊断为胃脘痛。

【辨证】中虚气滞。

【治法】益气和胃。

【处方】太子参10g，白术10g，枳壳10g，香橼10g，佛手片10g，白芍10g，黄芪10g，炒山药15g，木香10g，徐长卿6g，红花6g，炙甘草4g。

每日1剂，水煎服。投药7剂，病情减轻，复诊守原法加减，再进7剂。三诊患者自诉病瘥，感激致辞。

名医小传

徐景藩，江苏省吴江市人。江苏省中医院主任中医师，南京中医药大学教授。全国老中医药专家学术经验继承工作指导老师、江苏省名中医。首届国医大师称号获得者。历任江苏省中医院院长、中华全国中医学会理事、内科脾胃病学组副组长，《中医杂志》特约编审，《江苏中医药杂志》常务编委，《南京中医药大学学报》编委等职。

◆解析

老年胃疾，多属气虚，更兼气滞，辨证属中虚气滞型。中虚者，脘胀喜按；气滞者，隐痛嗳恶。方参六君子汤增减，用药如人参、茯苓、白术类，于清灵补气之中，佐以陈皮、佛手等，以调理气机。基于老年人的生理特点，胃气虚者，易伴阴伤，徐老殷殷叮嘱，处方用药，应注意补气勿过于温，如用黄芪补气者，当配白芍，以缓其燥；用党参、白术者，配以山药，兼顾气阴。老年妇女临证，如属首用，不妨先投太子参，无碍，再改进党参，以防滋补太过，阻滞气机。如是循序，中病即止，此为老年胃病诊治一大要也。

【引自】单书健. 古今名医临证金鉴·胃痛痞满卷. 北京：中国中医药出版社，1999.

◆读案心悟

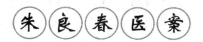

朱良春医案

【辨证治则】胸满腹胀，不思饮食，纳谷欠香，劳倦伤脾，治则温中理气、调肝和胃。

汪某，男，37岁。患者平素工作较为劳累，不能按时进食，有时又暴饮暴食，致胃脘经常胀痛，得嗳稍舒，偶或情绪怫逆，则其胀痛更甚，舌苔白腻，脉细弦。中医诊断为胃脘痛。

名医小传

朱良春，历任中国中医药学会1～2届理事暨江苏省分会副会长，并任南通市中医院首席技术顾问、主任中医师，南京中医药大学教授。由于他的勤奋与努力极大地推动了中医药学术的传承与发展，达到了"承接岐黄薪火，传承中医衣钵"的目的。

【辨证】肝胃不和，气机郁滞。

【治法】疏肝调胃而和中州。

【处方】紫苏梗10g，甘松10g，广郁金12g，徐长卿15g，佛手片8g，生麦芽15g，陈皮8g，甘草4g。

每日1剂，水煎服。服用5剂后二诊，患者胃脘胀痛显著减轻，知饥思食，舌苔薄腻，脉细。原方损益，以善其后。

◆解析

甘松为治气滞胃痛等的要药。朱老治疗气滞胃痛，脉弦细，苔白腻者，常用甘松配香附、陈皮、香橼皮、麦芽、紫苏梗、焦楂曲、大腹皮、生姜等，取效甚捷。甘松味甘微辛，性温，为脾胃病之要药，在宋人脾胃病证治方中较为常见。甘松温而不燥，甘而不滞，微辛能通，故兼温中理气之长，且以其芳香之气大可醒脾。《和剂局方》诸方所列主治有"脾胃气冷""不思饮食""心膈痞塞""气滞气注""脾胀脾痛""口淡"等，皆因脾胃气滞寒凝所致，温中行滞，自为正着。本例患者辨劳倦伤脾，肝胃不和，气机郁滞，疏肝调胃而和中州，方用甘松配紫苏梗、陈皮、生麦芽等，取得了较好疗效。

【引自】朱良春.温中理气法治疗胃脘痛5例.上海中医药杂志，1998（8）：28.

◆读案心悟

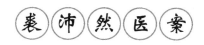

裴沛然医案

【辨证治则】本例患者胃脘痛、胀兼作，伴有嗳气，乃肝胃失和，升降不调。治拟疏肝和胃、辛开苦降之法。

患者，男，43岁。患者1990年因见柏油样大便，拟诊为上消化道出血，后经胃镜检查提示为胃小弯浅表性糜烂，服中西药后效不显。近1年来胃脘作胀，频频嗳气，劳累后胃痛隐隐，进食后稍缓解，查舌苔薄腻，脉弦滑。中医诊断为胃脘痛。

【辨证】肝胃不和，升降失调。

【治法】疏肝和胃，辛开苦降。

【处方】高良姜12g，制香附12g，党参30g，生甘草24g，制半夏12g，川黄连12g，牡蛎30g，当归15g，川楝子10g，延胡索18g，小茴香12g，佛手4.5g。

上方加减连续服用4个月后，诸症状基本消失，偶在疲劳后稍有嗳气之类，后改用香砂六君子汤加减善后。同年12月经胃镜复查，胃小弯糜烂点消失，胃窦部轻度充血，余正常。

胃肠病

名医验案解析

◆ 解析

裘老治胃病惯用辛开苦降法。盖脾胃居中焦，为升降出入之枢纽。"六腑以通为补"，胃以通降为用。辛开苦降法具有开结、散郁、降逆、和中之功效，正合胃腑之生理。方取良附丸、半夏泻心汤、金铃子散意，令证情迅速改善，继以香砂六君子汤加减善后，调理脾胃。不仅症状消失，而且胃镜复查局部病理变化明显改善。本案治验可提示两点，一是应用古方，有时可用全方，有时当取其意，所谓"圆机活法"，神明之妙，存乎于心；二是治疗经西医病理诊断的疾病，当为主其概念所囿，本案前医见"糜烂性胃炎"，屡用清热解毒方药，苦寒之品伤伐胃阳，使胃气益滞，竟无寸效，经裘老辨证拟方，迅速取效。对此，裘老深有感触地说，用中药治病，就应该用中医理论做指导，否则难免因循失误。

◆ 读案心悟

【引自】裴沛然. 胃病中医治疗和饮食指导. 中医文献杂志，2002（1）：44.

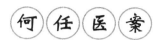

何 任 医 案

【辨证治则】气郁化火，乃气火伤中之病，治则养阴柔肝，泄热和胃。

患者，男，45岁。脘胁胀痛已五六年，除十二指肠溃疡外，肝、脾等均无异常，其形体消瘦，口苦而干，烦躁不安，大便数日不解，舌质干红，脉弦数而虚。查阅病历，服药已久，除西药外，中药主要服过六君子汤加吴茱萸、高良姜，小建中汤加味，失笑散加白芍、甘草之类，尽管处方各有依据而病情并未缓解。何老详询细察，知患者在燥热的环境工作，平时饮食甘肥较多，蔬菜、鲜果较少，且每次出航，归期无定，思念妻子，情志郁结，气郁化火，故乃气火伤中之病。中医诊断为胃脘痛。

【处方】一贯煎加味。北沙参10g，麦冬15g，生地黄20g，当归10g，枸杞子10g，川楝子10g，黄连3g，瓜蒌子20g，石斛20g。

取7剂，每日1剂，水煎服。服药2剂后，大便转润，口干略减，脘胁不痛，服完7剂后，诸症状明显减轻，乃续服7剂。再诊时原方加炙甘草10g，淮小麦30g，大枣30g，继续服用，之后即以本方为主，直至痊愈。

◆ 解析

临证详审病情恰当选方用药。详审病情是恰当选方用药、取得好的疗效的前提和基础，本例患者多方治疗取效甚微，经仔细分析实属情志郁结，选用一贯煎加味，疗效满意。鉴于本例患者舌红少津，其阴已伤，故当养阴柔肝，泄热和胃。现代医学家张山雷对一贯煎治疗肝阴亏损、肝郁化火引起的胁痛所具的良

◆ 读案心悟

效颇加推崇，他说："胁肋胀痛，脘腹搞撑，多是肝气不疏，肝木恣肆为病，治标之法，每用香燥破气，轻病得之，往往有效，然燥必伤阴，液愈虚而气愈滞，势必越发越剧。""柳州此方，虽是从固本丸，集灵膏二方脱化而来，独加一味川楝，以调肝气之横逆，顺其条达之性，为是涵养肝阴第一良药"。因患者口苦、口燥，故何老加黄连、石斛；大便干结，故加瓜蒌子。由于辨证准确，方药对证，故而取得了满意的疗效。

【引自】陈良.何教授治疗胃病经验谈.浙江中医药大学学报，2007，31（3）：282.

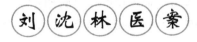

刘沈林医案

【辨证治则】本案病逾十年，疼痛且胀，牵及胁肋，口苦，舌红，脉弦。肝郁化热，气逆乘胃，肝胃郁热。治取泄厥阴，和阳明，疏肝和胃。

王某，男，51岁。2009年4月7日初诊。患者有胃病史10余年，经胃镜检查为慢性轻度萎缩性胃炎伴肠上皮化生。经常胃痛，近3个月来发作尤为频繁，与生气后情绪不好有关，胃脘疼痛且胀，引及两胁和后背亦有胀痛，嗳气，口干微苦，纳谷不香。舌质偏红，苔薄白腻，脉细弦。

【辨证】肝郁气滞，胃气失和。

【治法】疏肝和胃。

【处方】醋柴胡5g，枳壳10g，制香附10g，广郁金10g，白芍10g，青皮、陈皮各5g，白夕利10g，法半夏10g，广木香5g，黄芩10g，麦冬10g，炒谷芽、炒麦芽各15g。

二诊：2009年4月15日。药后胃脘胀痛缓解，胁痛亦止，后背仍有紧束感，偶有嗳气，大便微溏。肝气渐疏，胃气未和，治拟疏和健运。

【处方】醋柴胡5g，枳壳10g，制香附10g，白芍10g，陈皮5g，法半夏10g，佛手10g，云茯苓15g，炒白术10g，怀山药15g，广郁金10g，炙甘草3g。

三诊：2009年4月22日。胃痛未作，胸胁已舒，偶有嗳气，大便成形，唯夜卧早醒难寐，心情不好时，仍觉脘腹有闷堵感。舌苔薄白，脉细弦。"肝主疏泄"，仍以疏调为法。

【处方】紫苏梗10g，枳壳10g，制香附10g，陈皮5g，香橼皮10g，佛手10g，茯神15g，白夕利10g，紫丹参15g，合欢皮10g，白芍10g，炒谷芽、炒麦芽各15g。

四诊：2009年5月4日。上方再服7剂，症状进一步改善，胃脘未再疼痛，闷塞感已消，食欲较佳，睡眠亦安。原法调治。上方去丹参、制香附，加怀山药15g，当归10g。

◆解析

方选柴胡疏肝散疏肝理气，清泄郁热为主，兼以和胃消胀。药后气机条畅，肝热渐清，胀痛亦减。二诊因气郁未已而胃失和降，运化不健，故去清热之黄芩、麦冬，加六君子意以健运脾胃。三诊时肝热清，脾运健，又治宜疏调柔肝，理气不伤阴，以臻其后。方取香苏饮化裁。全案疏肝郁，清肝热，和阳明，健脾运，层次分明，方证合拍。

◆读案心悟

【引自】刘沈林.刘沈林医案医话选.北京：人民军医出版社，2013.

第四章　消化性溃疡

　　消化性溃疡是以局部有局限性的黏膜缺损、其深度超过黏膜肌层、治愈后留有瘢痕为主要特征的一种常见病、多发病，其发生部位包括食管下端、胃、十二指肠、胃和肠吻合术吻合口附近的小肠及含有胃腺组织的梅克尔憩室。最常见的是胃溃疡和十二指肠溃疡，两者皆有称为复合性溃疡。消化性溃疡呈世界性分布，患病率占人口的10%～12％。发病与季节有一定关系，以秋季和冬春之交时期为多发。十二指肠溃疡以青少年多见，胃溃疡以中老年多见。本病的发生是由多因素引起的，外因有精神、饮食、药物、吸烟和幽门螺杆菌（Hp）感染；内因有神经内分泌功能和胃肠功能的紊乱、遗传等，致使胃内攻击因子与防御因子的失衡——攻击因子增强或防御因子减弱而发生。临床特点为慢性、周期性和规律性的上腹部疼痛。常见并发症有出血、穿孔、幽门梗阻及癌变。本病属中医学"胃脘痛"范畴，现称"胃疡"。

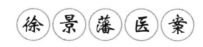

【辨证治则】怒气伤肝，因气逆动火，导致烦热胁痛，胀满动血，肝胃气滞。治则泄肝和胃化痰。

王某，女，35岁。2006年3月20日初诊。主诉：胃脘痞胀隐痛2年。初诊：2年来情绪急躁，胃脘痞胀隐痛，嘈杂似饥，胃灼热，反酸，易饥，咽中不适，大便2日1行，月经量减少，劳后头痛头晕，巅顶跳痛，工作久坐，上脘压痛。发现胆囊息肉1年余。2005年11月22日在某医院行胃镜示食管裂孔疝，反流性食管炎，胃溃疡（胃窦大弯0.5cm×0.5cm），胃窦隆起性病变（胃息肉），慢性胃炎。2006年2月16日在某医院行胆囊息肉摘除（胃窦前壁0.5cm×0.4cm隆起）。服奥美拉唑已3个月余，症状未改善。舌苔薄腻微黄，舌尖微红，脉细弦。诊为胃痛（胃溃疡、反流性食管炎），肝胃郁热型。患者情绪急躁，肝失调达，失于疏泄，横逆犯胃，肝胃气滞，久郁化热，故见胃脘痞胀隐痛、嘈杂似饥、胃灼热、反酸等肝胃郁热之证候。中医诊断为胃脘痛、胃疡。

【治法】泄肝和胃。

【处方】化肝煎加减。青皮、陈皮各6g，浙贝母10g，黄连2g，半夏10g，重楼10g，木蝴蝶5g，刀豆壳20g，鹅管石15g，厚朴花6g，莱菔樱15g，白芍15g，甘草3g，紫苏梗10g，香附10g。

水煎服，每日1剂。并予亮菌甲素15mg，每日2次。

二诊：服药10剂后，诸症显著改善，有痰咳出，量较多，知饥，食欲尚可。舌质淡红，舌苔薄白，脉细弦。效不更方，原方去厚朴花，加桔梗5g，枳壳6g，以利咽化痰，兼调升降。

三诊：上方又继服半个月有余，胸骨下段隐痛，胃中灼热感，咽中不适，如有物阻，有痰咳出，咽痛，咽微红，大便2日1行，舌偏红，舌苔薄白，脉细弦小数。因患者咽中不适，咳痰，此为肝胃气滞，津停痰凝，肺胃失宣。治法宣肃肺气，泄肝化痰和胃。方拟桑杏汤和化肝煎加减。

【处方】苦杏仁10g，桑叶、桑皮各10g，浙贝母10g，蒲公英15g，黄连1.5g，香附10g，枇杷叶15g，重楼10g，木蝴蝶5g，鸡内金10g，佛手10g，绿梅花10g，刀豆壳20g，谷芽、麦芽各30g。

5月10日到消化科普通门诊复诊抄方继服，诉服药后症状已基本消失，仍间断服药巩固疗效。

◆ 解析

化肝煎是《景岳全书·新方八证·寒阵》中所录的一首临床有效处方，也是徐景藩老先生临床习用之方，由青皮、陈皮、白芍、牡丹皮、栀子、泽泻、贝母组成。方中青皮、陈皮合用疏肝理气解郁；白芍养阴柔肝，既制气药之燥性又缓筋脉之挛急；栀子清肝宣郁，为治"火郁"要药；牡丹皮清肝凉血散瘀；贝母（常用浙贝母）化痰散瘀，疏利肺气，有"佐金平木"之意；泽泻淡渗泄热，使热从小便出。七药之中疏肝、柔肝、清肝、泻肝诸法共备，使肝气得舒而阴血不伤，郁火得泻而魂魄复宁。本案针对病机特点，取化肝煎加减治疗，甚合病情。三诊时肝、胃、肺三脏兼顾，拟法宣肃肺气，泄肝和胃化痰，而从肺论治，亦有清金以制肝木之意。

【引自】涂景藩. 涂景藩脾胃病临证经验集粹. 北京：科学出版社，2010.

◆ 读案心悟

任应秋医案 1

【辨证治则】 寒气客于肠胃，厥逆上出，故痛而呕。治则暖胃温中，健脾益气。

邱某，男，42岁。1974年6月2日初诊。患者诉上腹部偏左疼痛，常呈周期性发作，一般在秋凉后加重，春暖以后减轻，有的年头在春夏季节基本不发作。犯则剧痛，常伴呕吐，多在夜半发作，其疼痛的程度比白天发作要重得多，每痛到难以忍受时，必须用暖水袋紧贴痛处，方能逐渐缓解。发作时期，惧怕一日三餐，因每次进餐后不到2小时，必然疼痛。经地区医院钡剂造影，龛影圆形密集于小弯，诊断为胃溃疡。1969年确诊到现在，经西、中医治疗，疼痛始终没有得到控制。脉搏浮取则弦，沉取极弱，舌质淡，苔薄而水滑，口不渴，喜热食，愈热愈佳，稍进凉的东西，或天气变凉，均感不适，甚则腹泻。据所述疼痛的部位及其周期性和节律性、龛影出现于小弯等现象，胃溃疡的诊断无疑。唯分析其所出现的脉、舌诸症，中医诊断为胃脘痛、胃疡。

【辨证】 中焦虚寒。

【处方】 驱寇饮加减。炒白芍15g，焦山楂10g，陈皮12g，姜半夏9g，九制香附6g，高良姜6g，肉桂3g，川附子5g，制乳香5g，炒白术8g，炙甘草6g。

一开始服本方，疼痛即逐渐减轻，其中仅呕吐1次，服药到第4剂时，疼痛便完全控制。连服13剂。6月17日来复诊，见其疼痛消失，一切正常，仍以

名医小传

任应秋，当代著名中医学家、中医教育家。出生于四川省江津县（今重庆市江津区），4岁即就读私塾，后入江津县国医专修馆攻读经学，其间曾求学于中医名师廖季平。为以后研究中医学奠定了文学方面的根底。他率先创立了"中医各家学说"学科，在《黄帝内经》的研究上取得成就，为中医学术理论的提高和中医事业的发展做出了突出贡献。

驱寇饮原方嘱其去药房加工为细丸，每服5g，早、晚饭各服1次，最少连续服1个月，以巩固疗效。

◆ 解析

患者用热水袋缓解疼痛，是内有寒气的象征。所以患者痛剧时亦常伴呕吐。"因重中于寒则痛久。"患者已历6年不得控制。"寒气客于小肠，小肠不得成聚，故后泄腹痛。"故患者亦常腹泻。据此，本病患者为中寒证无疑。至于脉的沉弱，舌质之淡，苔之水滑，喜热恶凉等，无一不是由于脾胃的阳气虚损所致。是应以温中散寒为主，才足以去其病因，控制疼痛。乃检其所有中药方，概为三棱、莪术、槟榔、枳壳一类消导之品，与本病证候的性质相违，宜其无效。中焦之所以虚寒，由于脾胃阳气的不足，脾胃阳气之所以不足，由于肾中的元阳不能上蒸。方用肉桂、附子补肾中元阳，使其能上蒸于脾胃；用良姜、白术、炙甘草以温养中焦，虚得补而寒自散；其余诸药，是驱寇饮方中用以和脾胃、助消磨、资运化、止痛的主要组成部分。

【引自】单书健．古今名医临证金鉴·胃痛痞满卷．北京：中国中医药出版社，1999．

◆ 读案心悟

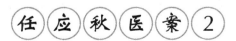

任 应 秋 医 案 ②

【辨证治则】肝郁脾湿之胃脘痛，以解郁燥湿方法论治。

肖某，男，30岁。1974年4月23日初诊。主诉：上腹部偏右疼痛已2年，开始疼痛较轻，时作时止。1年前入冬以来，痛势逐渐加重，呈烧灼感，每次发作均在饭后1小时许，持续1小时多才渐渐消失，疼痛剧烈时，常伴恶心，但不呕吐。平时嗳气多，阵阵反酸，大便稀薄，时有胀气。经某医院检查，诊断为十二指肠溃疡，经中西药治疗效果不显著。诊查：脉来细弦，面色萎黄，舌淡，苔黄腻。口干不欲饮，饮食稍不留意，即见腹泻、腹胀，情绪不佳之时，虽不在饭后亦可出现疼痛。辨证：脉证合参，显属肝郁脾湿，肝气郁滞不舒，时时犯胃，故疼痛稽留不减，情志不畅加剧，嗳气反酸，腹胀脉弦，脾被湿困清阳之气不升，运化失职，故食后疼痛发作，大便溏，面黄苔腻，口干不欲饮。中医诊断为胃脘痛、胃疡。治以解郁燥湿，方用驱寇饮出入，以图从本除之。

【处方】驱寇饮。炒山楂9g，炒白芍18g，陈皮9g，制香附9g，广木香9g，清半夏9g，五灵脂9g，乳香3g，海螵蛸9g，荆芥3g，茯苓12g，生姜6g，柴胡6g。

水煎服，每日1剂，分2次服。连服上方药2剂，疼痛未犯，服第3剂药微有反复，但亦轻微，唯嗳气和矢气均较多，直至服完6剂，除大便仍偏稀、时或嗳气而外，已无任何症状。遂用驱寇饮原方6剂，加工为细丸（水丸），嘱其每次6g，早、晚饭后各服1次，开水送。

【处方】炒白芍18g，焦山楂9g，陈皮9g，姜半夏9g，制香附6g，南木香6g，带皮茯苓9g，肉桂1.5g，炒豆蔻3g，炙没药3g，制乳香3g，醋灵脂3g，黑芥穗1.5g，伏龙肝1.5g。

上方连服2个月左右，5个月后追访，情况良好，病未复发，大便亦早已转正常。

◆解析

任应秋用驱寇饮加减治疗肝郁脾湿之胃脘痛，每获良效。方中炒白芍、柴胡、制香附、木香、五灵脂、乳香能解肝气郁滞，炒山楂、清半夏、陈皮、生姜、茯苓、海螵蛸能健脾燥

◆读案心悟

湿，稍用荆芥以开清阳之气。郁解，则肝自舒，不复犯胃，湿燥则脾自健，运化无碍，清阳上升，浊阴下走，胃腑消磨水合功能得以复常，故疼痛能消于无形。

【引自】田元祥.内科名家医案精选导读.北京：人民军医出版社，2007.

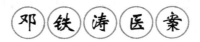

【辨证治则】本例西医诊断为胃小弯上部溃疡合并肥大性胃炎。病灶较大，并穿及浆膜下层。中医辨证为脾虚湿困兼肝郁。以养胃健脾化湿方法论治。

张某，男，52岁。1973年2月10日初诊。患者上腹部间歇性疼痛10余年，伴吞酸嗳气，神差纳减。近月来症状加剧，发作频繁，饥饿则发，进食缓解。胃肠钡剂检查，诊为胃溃疡合并慢性肥厚性胃炎。胃小弯距贲门约2cm处有一0.9cm×1.6cm椭圆形龛影。入院时体温、呼吸、血压均正常，舌质红，苔薄腻，脉弦数。入院后曾用西药8日，症状不减，疼痛反而加重。X线检查，其龛影增大为1.1cm×1.6cm，深约0.9cm，似穿透至浆膜下层。说明溃疡病有所发展。经会诊，主张及时手术治疗。但患者不愿接受手术治疗，要求中医治疗。中医诊断为胃脘痛、胃疡。

【辨证】脾虚运化失职，气血湿浊瘀滞。

【治法】健脾胃化湿浊。

【处方】黄芪12g，党参12g，白术12g，素馨花6g，川连2.4g，法半夏9g，肉桂心1.8g，鸡内金9g，枳壳6g，甘草4.5g。

每日2剂。另为患者行按摩手法，点肩井穴，按后阵痛减轻、减少。

再诊：2月12日。痛减，发作次数亦少，自觉舒适，苔转薄，脉稍有力而弦。仍守前法。

【处方】柴胡9g，白芍12g，党参12g，黄芪12g，枳壳8g，茯苓15g，白术12g，川连2.4g，肉桂心1.8g，鸡内金9g，麦芽15g，甘草4.5g。

另三七末3g空腹冲服。上方加减法连服10日，至2月22日复诊，腹痛已很少发作，吞酸嗳气亦大为减少，精神、胃口渐恢复，进食米饭无不良反应，大便已成形。继续守前法治疗。

【处方】黄芪12g，党参12g，茯苓9g，白术9g，法半夏6g，柴胡6g，川连1.5g，肉桂（煽服）1.5g，浙贝母9g，炙甘草4.5g，丹参12g，海螵蛸18g，饴糖（冲服）30g。

服上方至2月28日，症状基本消失。为巩固疗效起见，再服上方至3月6日。

3月7日，改服下方：黄芪15g，党参15g，桂枝9g，白术15g，海螵蛸18g，大枣4枚，炙甘草6g，生姜6g，饴糖（冲服）30g。另三七末3g，空腹冲服。

服至3月18日，一直无症状出现，X线片复查，龛影直径仅为0.5cm。上方或去桂枝，或加白芍、陈皮、法半夏，或加麦芽、鸡内金等，继续连服。

4月18日，见头晕、睡眠差，检查血压、五官均正常，舌质稍红，苔白而润，中心稍厚，脉弦细数。此可能为肝盛所致，治宜和肝健脾。

【处方】太子参15g，茯苓12g，竹茹9g，生牡蛎15g，枳壳9g，橘络3g，墨旱莲18g，女贞子9g，酸枣仁12g，甘草4.5g。

上方服3剂后，头晕消失，睡眠亦好。乃改用四君子汤加柴胡、白芍、吴茱萸、黄芪等药连服。共住院46日，龛影愈合出院。出院后续服中药数月。以后数年断断续续服中药，追踪5年，每年定期做X线片检查，溃疡未见复发，但胃炎未彻底治愈，仍时有复发（注：原来的西药始终照用）。

◆ 解析

本例2月11日服健脾祛湿之剂，痛反增剧，显然与患者对于手术治疗的顾虑，影响情绪所致。故除健脾化湿之外，仿左金法，用肉桂心以代吴茱萸，加素馨花、枳壳协助疏肝。且按摩后痛可缓解，使患者紧张情绪亦得以缓解，为进一步治疗创造良好的条件。以后按这一治疗方法处理。中期曾用黄芪建中汤，后期治疗仍以健脾疏肝为主。最后患者出现头晕，

◆ 读案心悟

可能与黄芪建中汤触动肝阳有关，故予养肝肾潜阳兼以疏肝之法。足见李东垣健脾与制相火之论，是以实践作为根据的。

【引自】邓铁涛. 邓铁涛医集. 北京：人民卫生出版社，1995.

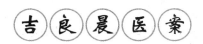

【辨证治则】本例脾胃虚寒为本，治疗以温中健脾为法。

崔某，女，24岁。患者自诉胃脘灼痛3年，加重半个月，平素胃脘怕凉，常于空腹时发作胃脘疼痛。曾有上消化道出血，在外地医院被诊断为十二指肠溃疡合并出血。半个月前因情志不遂，生活不规律引起症状加重，出现胃脘烧灼疼痛，重则疼痛难忍，伴有呃逆吞酸，恶心时作，脘部畏寒，疼痛喜按，大便色黑。遂去医院诊治，使用西咪替丁等西药及输液治疗后症状不见缓解。近2日仅进流食，未见头晕、心悸，泻下黑色大便1次，舌淡，苔薄白微黄，脉沉细。中医诊断为胃脘痛、胃疡。

【辨证】脾胃虚寒，统血无权。

【治法】健运温中，兼以降逆止血。

【处方】炒白术15g，姜半夏、炮姜各6g，煅瓦楞子、伏龙肝各30g（先下），广砂仁1.5g，炒黄连6g，炒谷芽、炒麦芽各15g。

水煎服，每日1剂，14剂。

二诊：服上药后，诸症减轻，唯时感胃脘及少腹隐痛，遇凉加重，呃逆吞酸，恶心，但未呕吐，夜寐安和，食欲增加，大便通畅，舌淡，苔薄白，脉沉细。健运温中，佐以降逆之品。

【处方】炒白术、鸡内金各15g，姜半夏6g，煅瓦楞子30g，炮姜、广砂仁各6g，炒神曲、炒谷芽、炒麦芽各15g，川黄连3g，伏龙肝（先下）30g。

水煎服，每日1剂，10剂。

三诊：服上药后，胃脘烧灼消失，进食增加，偶有空腹胃脘不适，纳后可得缓解，胃脘部畏寒亦有减轻，纳可，便调，舌淡红，苔薄白微黄，脉沉细。以前方加减服用。

【处方】炒白术、鸡内金各15g，川黄连3g，煅瓦楞子30g，炮姜6g，广砂仁1.5g，炒神曲、炒谷芽、炒麦芽各15g，广陈皮6g，淡竹茹12g。

水煎服，每日1剂，10剂。服药后患者症状明显减轻。

◆解析

方中可见黄连（宜少量）燥胃肠湿热，泄心胃肝胆实火。其与炮姜的组合，为辛开苦降之用法，除寒积，清郁热，止呕逆，制吐酸，和胃泻痞开结甚妙。初诊时患者仅能进流食，故用炒白术健脾，待胃纳增加，再加用鸡内金与炒白术配伍，为补消同用之法，用于脾虚食少，消化不良，磨积消食。而广砂仁、炒神曲、炒谷芽、炒麦芽和胃醒脾，调畅中焦气机，脾胃健则气行食消，纳化升降，并而治之。

◆读案心悟

【引自】单书健.古今名医临证金鉴·胃痛痞满卷.北京：中国中医药出版社，1999.

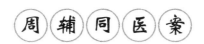

周辅同医案

【辨证治则】本例肝失疏泄，横逆犯胃，用四逆散合左金丸加味，调和肝胃，益气止痛。

吴某，男，42岁。1962年9月12日初诊。患者有胃病史已13年，秋冬、冬春之交易发胃脘疼痛，经钡剂X线检查示十二指肠壶腹部有龛影，诊为十二指肠溃疡。最近胃痛，以空腹为重，精神不佳，大便正常，小便时黄。脉弦急，舌红、苔少黄。中医诊断为胃脘痛、胃疡。

【辨证】肝胃不和。

【治法】调和肝胃。

【处方】柴胡4.5g，白芍6g，炒枳实4.5g，炙甘草3g，黄连1.8g，吴茱萸0.6g，青皮4.5g，广木香1.5g，良姜2.4g，大枣（劈）4枚。

每剂2煎，取汁160mL分早、晚2次服，每日1剂。药后胃痛稍减，大便不爽，小便稍黄，寐差，脉弦数，舌红苔黄腻，属湿热尚盛、胃气未复。治宜调肝胃、清湿热。

【处方】炒苍术4.5g，香附4.5g，川芎4.5g，焦栀子4.5g，神曲6g，厚朴4.5g，炒枳壳4.5g，茵陈6g，郁金4.5g，石斛9g，广木香1.5g，通草3g，鸡内金6g。

服药3剂，胃痛基本消失，食纳增加，脉缓有力，舌正微有薄黄腻苔，续宜和胃，以资巩固。

【处方】赤石脂30g，海螵蛸30g，香橼15g，炙甘草30g，鸡内金60g。

共为细末和匀，每次服1.5g，日服2次，白开水送下。

◆ 解析

因苔黄腻，大便不爽，小便黄，湿热盛，故加茵陈、焦栀子、通草以清湿热，药后胃痛基本消失，苔减，纳增，继用散剂缓调而巩固。所用之散剂，方用海螵蛸通血脉治血枯；赤石脂生肌调中；炙甘草生肌止痛；香橼疏肝理气；鸡内金能消水谷。综合全方，有祛瘀止痛、愈合溃疡之效。

【引自】田元祥.内科名家医案精选导读.北京：人民军医出版社，2007.

◆ 读案心悟

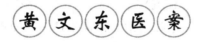

【辨证治则】患者胃气上逆，湿热交阻，治以温中止痛、泄肝和胃。

范某，男，42岁。1972年12月17日初诊。患胃小弯溃疡10余年（1967年经某医院胃肠钡剂造影证实），平时经常作痛，曾出血2次。13日前又有呕血，经治疗后血已止，但胃脘胀痛不已，痛无定时，反酸频多，口苦口酸，口干口臭。舌苔前半黄腻、根厚色黑、舌体胖、质青紫，脉象弦细。根据以上各症，结合舌苔特点，诊断为肝胃同病，湿热挟瘀交阻，不但气机郁滞、湿热熏蒸，兼有宿瘀阻络之象。

【治法】辛开苦泄，化瘀止痛。

【处方】川黄连3g，吴茱萸1.5g，半夏9g，赤芍、白芍各9g，制大黄6g，木香9g，煅瓦楞子30g，失笑散（包）12g。

水煎服，每日1剂，分2次服。服药3剂后胃脘胀痛、反酸、口渴等症均已减轻，口臭亦退，近2日稍能安眠，苔厚黑腻大半已化，脉弦细。

原方加佛手干9g，陈皮9g，服4剂药后，黑腻之苔已化，余证亦瘥，脉如前。仍拟前法以善其后。

◆ 解析

黑腻之苔，临证尚属少见。大抵有寒热之分。属寒者多苔黑而润滑，属热者多苔黑而干焦。患者胃脘痛已久，呕血虽止，而疼痛反酸不已，又见黑腻之苔，而前半为黄腻苔，且伴有口苦、口干、口臭，此为肝胃同病，宿瘀未化之象。黄文东以为，患者病情较重，与一般肝胃不和有别。方中取左金丸之意，以辛开苦降、泄肝和胃为主，必须配合化瘀止痛之品才能见效。另外，黄文东又拟温中泄肝和胃方。药用：制香附9g，木香9g，荜茇4.5g，半夏9g，川楝子9g，白芍9g，党参9g，陈皮9g，煅瓦楞子30g。

【引自】崔应珉，等.中华名医名方薪传·胃肠病.郑州：郑州大学出版社，1997.

◆ 读案心悟

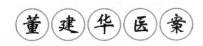

【辨证治则】患者久病入络，遇寒复发，治则芳香健脾、和胃降逆。

于某，男，36岁。诉胃脘痛8年，2个月前受寒复发，痛势较剧，呈持续性。钡剂造影示十二指肠溃疡。曾服溴丙胺太林等解痉药，痛热不减，饥时痛甚，得食亦不缓。剑突下压痛，不反酸，大便干结，时有黑粪。舌暗红、苔黄腻，大便隐血试验阳性。中医诊断为胃脘痛、胃疡。

【辨证】久痛入络，寒热错杂。

【治法】化瘀通络，寒热并调。

【处方】炙刺猬皮5g，炒九香虫5g，炒五灵脂10g，川楝子10g，延胡索10g，制乳香5g，制没药5g，香附10g，香橼皮10g，佛手10g。

水煎服，每日1剂。上方进6剂，痛势大减；续进6剂，痛止，大便不畅；原方去炙刺猬皮、炒九香虫，加黄连3g，瓜蒌15g，再进6剂，药后纳增便调。守方进退调治月余，平如常人。随访5个月，疗效巩固。

◆ 解析

本方适用于胃脘痛瘀久入络的瘀血重证。方中炙刺猬皮、炒九香虫为主药。刺猬皮味苦性平，有逐瘀滞、疏逆气的作用，能祛瘀止痛、活血、止血；九香虫味咸性温，能通滞气，壮元阳，二药合用，祛瘀血，通滞气，止痛止血，效果良好。再配炒五灵脂、川楝子、延胡索、丹参、赤芍、生蒲黄等活血化瘀止痛之品，为了加强疗效，又增砂仁、半夏、茯苓以芳香健脾、和胃降逆。诸药相伍，相得益彰，故收效甚捷。

◆ 读案心悟

【引自】陈声生，等.名中医脾胃科绝技良方.北京：科技文献出版社，2009.

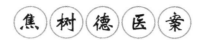

焦 树 德 医 案

【辨证治则】气滞血瘀所致的胃脘痛，故以活血止痛，养血益肾，醒脾调胃法论治。

张某，女，49岁。素有胃痛6年，近半年来病情加重。渐渐消瘦，面色萎暗，舌苔根部较白，胃部疼痛喜按，得热减轻，脘部痞塞，腹部发胀，全身乏力，食欲不振，二便尚调，右脉细弦、左脉沉细。曾在某医院行胃镜检查，诊为多发性溃疡。根据其痛已久，久病入络，又见痛处固定，脘堵腹胀，再据其喜按喜暖，知有虚寒。中医诊断为胃脘痛、胃疡。

【治法】温肾调肝，行气活瘀。

【处方】高良姜10g，制香附6g，百合30g，乌药8g，丹参30g，檀香（后下）6g，砂仁3g，蒲黄10g，五灵脂9g，吴茱萸6g，茯苓15g，木香6g。

水煎服，每日1剂。进上药14剂，胃痛已止，精神好转，右脉已不细，弦象亦退，唯仍感胃部发堵。再守上方，乌药改为12g，檀香改为8g，砂仁改为6g，五灵脂改为10g，加桂枝9g，紫苏梗10g。又服14剂，近日因生气又有胃痛，但较以前轻，檀香改为9g，桂枝改为6g，加白芍12g。服药7剂，自觉症状消失，停中药，等待胃镜复查。胃镜检查，原来所见之溃疡已经愈合。

◆解析

"痛在心口窝，三合共四合"，是焦树德幼年时所背诵的一句口诀。"三合"是三合汤，"四合"是四合汤。三合汤是由良附丸、百合汤、丹参饮三方组合而成，故名三合汤。其良附丸善治寒凝气滞胃痛；百合汤既能清泄

◆读案心悟

肺胃之郁气，又能防止百合平凉之性有碍中运；丹参饮既能活瘀化滞，又能理胃气，是治疗心胸、胃脘疼痛的有效良方。三方合用，故对久久难愈、气滞血瘀、正气渐虚的胃脘痛，不但能活瘀定痛，并能养血、益肾、醒脾、调胃。四合汤是在三合汤基础上再合失笑散以活血散瘀止痛。四方合用，既有气药，又用血药，既能祛邪，又兼益气，所以对久治不愈的胃脘痛，能发挥特有的效果。

【引自】田元祥. 内科名家医案精选导读. 北京：人民军医出版社，2007.

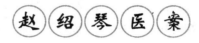

赵绍琴医案

【辨证治则】本案属肝寒犯胃，故运用温肝和胃之延年半夏汤加减治疗。活血化瘀，行气止痛。

陈某，男，34岁。1992年7月初诊。素嗜烟酒，患胃及十二指肠溃疡5年余，疼痛经常发作，中西药治疗效果不佳。诊其脉沉左弦右涩，舌红苔黄根厚，舌背脉络大紫黑。做钡剂造影为"十二指肠溃疡并胃痉挛"。中医诊断为胃脘痛、胃疡。

【辨证】木旺克土，肝寒犯胃。

【治法】温肝和胃。

【处方】延年半夏汤加减，投以原方。川楝子10g，延胡索10g，生蒲黄10g，赤芍10g，炒五灵脂10g，柴胡6g，香附10g，青皮、陈皮各10g，焦三仙（焦山楂、焦神曲、焦麦芽）各10g。

水煎服，服药1剂后疼痛大减，服药2剂而疼痛消失，便转正常，共服药4剂诸症均除，舌净，脉转缓和。用前方6剂共为细末，早、晚各服10g，缓治其本。于1962年10月30日复查，诸症愈后未发，大便隐血试验阴性。

◆ 解析

十二指肠溃疡，有时常伴有胃痉挛、壶腹部变形、柏油样便等，均以胃脘痛为当务之急，然而在治疗时应注意到致痛的原因，针对病因进行审因论治，方可做到"有的放矢"。

注：延年半夏汤中，原有前胡，此处方易前胡为柴胡，取其走肝经之意。

【引自】崔应珉，等.中华名医名方薪传·胃肠病.郑州：郑州大学出版社，1997.

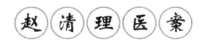

赵 清 理 医 案

【辨证治则】胃脘部疼痛，精神不振，面色萎黄，食欲缺乏，治则益气养胃，温中散寒。

程某，男，36岁。患者有胃痛史已8年，每遇受凉或劳累即易发作，曾做钡剂检查诊为十二指肠溃疡。近1个月来，因操劳过度又引起发作，胃脘部疼痛时作，喜暖喜按，进食后疼痛可暂时缓解，纳差，周身疲倦乏力。经服用中西药治疗，收效不显，病情时轻时重，特来就诊。诊见患者精神不振，面色萎黄，胃脘部疼痛，喜暖畏寒，脘腹痞满，食欲不振，口淡无味，手足不温，大便稀溏如柏油状。舌质淡、舌体胖、边有齿痕、苔白滑，脉沉细无力。大便隐血试验阳性。中医诊断为胃脘痛、胃疡。

【辨证】中阳不足，寒湿停滞。

【治法】温中祛寒，益气养胃。

【处方】益气温中汤。黄芪20g，桂枝12g，白芍15g，党参15g，白术12g，干姜12g，陈皮15g，当归12g，升麻3g，代赭石15g，煅牡蛎15g，甘草3g。

上方加茯苓15g，干姜改为干姜炭12g；另有海螵蛸、白及各等份，共为细末，每次6g，每日2次，开水冲服。水煎服，每日1剂。服上方6剂，胃脘疼痛已减，仍食欲缺乏，口中无味，照上方加神曲12g、广木香6g。再连续服药12剂，胃脘疼痛已止，饮食增加，大便已成形，颜色转黄。照上方去升麻，加鸡内金12g，又服6剂，诸症悉除。为了巩固疗效，又嘱其服用香砂六君子丸，调理1个月又做钡剂检查，溃疡愈合，龛影消失。

◆ 解析

本方是由黄芪建中汤合补中益气汤化裁而成。用黄芪建中汤去饴糖、大枣之甘腻，将生姜改为干姜以增强温中散寒之力；用补中益气汤减柴胡之凉燥以调补脾胃，升阳益气。二方合用而奏缓中补虚之效。赵清理在此用代赭石，其意有三：一是脾宜升则健，胃宜降则和，用代赭石降逆以调和胃气，伍升麻之轻举以升提清阳，一升一降，斡旋枢机，俾气机畅达，便于主药更好地发挥作用；二是代赭石含有大量铁质、丰富的硅酸、铝化物及镁、钙等，可去腐生肌，促进溃疡面的愈合；三是代赭石其质重坠，与牡蛎同用可镇静安神以缓解疼痛，另外，又以海螵蛸、白及研末冲服，不但可止血，而且还有制酸和促进溃疡愈合的作用。诸药相伍，共奏温中散寒以止疼痛、益气养胃以愈溃疡之功。本例患者又易干姜为干姜炭是取其温中止血之效。

【引自】崔应珉，等.中华名医名方薪传·胃肠病. 郑州：郑州大学出版社，1997.

◆ 读案心悟

张琪医案

【辨证治则】患者胃脘痛，饥饿时痛甚，寒热互结，治则清胃温脾。

杜某，男，47岁。1978年10月15日初诊。在某医院经纤维胃镜检查示：胃小弯部溃疡，黏膜水肿，大弯糜烂。胃脘痛，饥饿时痛甚，夜间痛醒2次，食后稍缓解，吞酸胃灼热，口干，大便秘，舌苔薄白，脉弦滑。诊断：十二指肠溃疡。中医诊断为胃脘痛、胃疡。

【辨证】脾湿胃热，湿热中阻。

【治法】清胃热为主，佐以温脾之法。

【处方】黄芩10g，半夏15g，川连10g，黄芩15g，吴茱萸7.5g，干姜7.5g，公丁香7.5g，大黄7.5g，海螵蛸20g，槟榔2g，甘草15g。

名医小传

张琪，河北省乐亭县人，是当代著名中医学家，黑龙江中医药大学教授、博士研究生导师。享受国务院政府特殊津贴。1955年在黑龙江中医进修学校任教，1956年调入黑龙江省祖国医药研究所（现黑龙江省中医研究院），从事医疗、教学及科研工作至今。为国家中医药管理局中医肾病重点学科学术带头人。

服上方6剂，胃脘痛减轻，大便稍稀，每日1次，胃脘仍不舒，夜间仍痛，舌质红、苔白，脉弦滑。

【处方】甘草20g，海螵蛸20g，煅牡蛎20g，川连10g，吴茱萸7.5g，槟榔15g，黄芩15g，川楝子20g。

服上方6剂，夜间已不痛，能安睡，晨起仍稍痛，口干，舌红，苔薄，宜前方佐以养胃阴之剂。

【处方】甘草20g，海螵蛸20g，煅牡蛎20g，麦冬15g，石斛15g，沙参15g，陈皮15g，川楝子20g，川连10g，公丁香7.5g，吴茱萸7.5g，半夏15g。

服上方6剂，胃已不痛，吞酸、胃灼热俱消除，大便正常，每日1次，舌红润，苔薄，脉滑。宗上方稍事加减，继用10余剂。经纤维胃镜复查，溃疡愈合，大弯糜烂已不存在，病告痊愈。

◆解析

　　消化性溃疡病以寒热互结之胃脘痛为多见。方中芩、连清胃热，大黄泄热，胃清则气降而行；公丁香、吴茱萸、干姜以温脾，脾气得温则恢复运化而升清，清升浊降则痛胀呕逆自除；更加半夏降逆，海螵蛸制酸，甘草和中。诸药相伍，既清胃热，又温脾阳，俾脾升胃降，诸症随之而解，溃疡亦渐渐愈合。

　　【引自】张佩青. 中国百年百名中医临床家丛书之张琪. 北京：中国中医药出版社，2003.

◆读案心悟

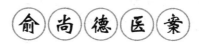

【辨证治则】 中医对消化性溃疡病的整体辨证是中气虚，治则补中气、通络化瘀。

　　患者，男，54岁。1959年7月17日初诊。患者于1957年起有胃痛，至1959年5月疼痛转剧，2个月后行X线胃肠造影，示胃小弯部有一凸出壁龛，直径4.5 cm，深0.5 cm，压痛范围较广，排空延迟，因压痛未作推挤。诊断：胃小弯垂直部巨大溃疡，未见恶变。现上腹部剧痛，不思饮食，偶有反酸，大便秘结，苔厚腻，脉细滑。中医诊断为胃脘痛、胃疡。

　　【治法】 补中助运，消瘀生肌。

　　【处方】 补中生肌汤。黄芪15g，党参12g，炙甘草18g，赤芍9g，白及9g，制乳香5g，当归6g，茯苓15g，海螵蛸15g。

　　加木香、地榆炭、瓜蒌子（后做大便隐血试验为强阳性）；水煎服，每日1剂。

　　二诊：处方黄芪用30g，加大青叶、蒲黄炭、柿霜饼，此后大便隐血转阴性。服药25剂后胃痛消失，苔薄滑，脉细，黄芪增至60g。共服药60剂后，X线复查：溃疡壁龛缩小至0.5cm×0.3cm。再服补中生肌汤原方21剂，X线再复查：壁龛消失，局部无压痛，移动、排空均正常。继服原方1个月巩固疗效。1961年4月X线追踪复查，未见胃肠道器质性病变。随访至1962年12月，患者无胃病症状。

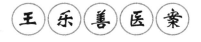

◆ 解析

"溃疡"是局部表现，就局部来看，存在着脉络瘀痹属实的一个方面。虚是主要方面，治疗宜补中气为主，通瘀痹为辅。黄芪、党参、炙甘草，甘温之品，补中气以为君；当归、赤芍活血通络行瘀；白及配制乳香，消瘀生肌以复护溃疡创面；用茯苓、海螵蛸运化痰饮化制酸，使选药更切合病机而疗效得以提高。

【引自】陈声生，等. 名中医脾胃科绝技良方. 北京：科技文献出版社，2009.

◆ 读案心悟

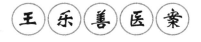

王乐善医案

【辨证治则】患者为经久不愈、气血亏虚之证，治宜补气养血、托疮生肌。

高某，男，22岁。1年前因饮食不节引起胃脘痛，时作时止，逐渐加重，胃纳不佳，腹部不适，胃痛多在夜间或空腹时，进食后痛可减轻。近半年来胃脘灼热，有时痛不可忍，大便色黑。近日胃脘灼痛加剧，吞酸嗳气，时有呕吐，食后心下有水声，睡眠不实。诊见形体消瘦，面色㿠白，肌肤甲错，舌淡红、苔黄厚，脉沉弦。钡剂X线检查提示十二指肠溃疡。中医诊断为胃脘痛、胃疡。

【辨证】胃病日久、气血虚衰之象。

【处方】党参15g，焦白术15g，茯苓15g，甘草15g，当归15g，熟地黄15g，白芍30g，黄芪100g。

每日1剂，水煎服。经治2个月，患者一切症状消失，饮食、二便正常，睡眠好，精神焕发，面色鲜润，体重由43kg增加到45kg。钡剂X线复查：十二指肠溃疡已愈合。

◆ 解析

溃疡病无论发生在人体任何部位，都要以补气养血、托疮生肌为治疗原则。因为疮症开始，虽有天行时气、七情内郁、膏粱之变等不同因素，但到后期成为溃疡时，均属经久不愈、气血亏虚之证。故用八珍汤去川芎以补气养血，增用大量黄芪以托疮生肌，使其疮面愈合。患者自觉症状消失，很快得到治愈。

凡呕血或便血者要重用白芍；年老体弱者要重用党参；呕吐者加竹茹；胃脘剧痛者加川楝子。

【引自】陈声生，等.名中医脾胃科绝技良方.北京：科技文献出版社，2009.

◆ 读案心悟

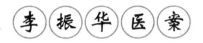
李 振 华 医 案

【辨证治则】久病脾胃阳虚，复加寒邪所伤，中阳不振，虚寒凝滞，治疗以温中健脾、理气活血为主。

王某，男，34岁。1972年11月18日初诊。患间断性胃脘隐痛8年余，每于春秋季节疼痛加剧。现胃脘隐痛，饥饿时痛甚，得食痛减，痛处喜暖喜按，腹胀嗳气，时反吐清水，身倦乏力，手足欠温，大便如柏油状，日行2～3次。诊见面色萎黄，形体消瘦，舌质淡暗、苔薄白，脉沉细。曾多次行X线钡剂检查均提示十二指肠溃疡。中医诊断为胃脘痛、胃疡。

【辨证】脾胃虚寒、气血瘀滞之胃脘痛。

【处方】理脾愈疡汤。党参15g，白术10g，茯苓15g，桂枝6g，白芍12g，砂仁8g，厚朴10g，甘松10g，刘寄奴15g，海螵蛸10g，延胡索10g，炙甘草6g，生姜10g，大枣3枚，三七粉3g，黑地榆12g。

水煎2遍，分早、晚2次温服，以饭后2小时左右服用为宜，每日1剂。上方服药3剂，胃痛明显减轻，柏油便消失，食后仍腹胀嗳气。方中去三七粉、黑地榆，加丁香5g、柿蒂15g，继服。

三诊：上方又进9剂，胃痛、腹胀、嗳气、反吐清水等症状消失，大便正常。随以理脾愈疡汤共研细末，每次6g，每日3次，于饭前冲服。患者又服散剂月余，精神、饮食均好。钡剂检查：十二指肠溃疡愈合。2年后随访未再复发。

◆ 解析

本方以四君子合小建中加减化裁而成。用于治疗因饮食生冷不节，损伤中阳，气血不畅而成溃疡者。方中参、术、苓、草益气健脾；桂、芍、姜、枣、草调和营卫，温中补虚，缓急止痛；砂仁、厚朴、甘松、刘寄奴、延胡索疏肝和胃，理气活血止痛；海螵蛸生肌收敛，制酸止痛。诸药相伍，共奏健脾温中、活血止痛、生肌愈疡之效。

◆ 读案心悟

【引自】陈声生，等.名中医脾胃科绝技良方.北京：科技文献出版社，2009.

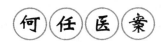

何任医案

【辨证治则】 胃痛常常发生于夜间，久病气血亏损，治则养阴护胃，理气止痛。

何某，男，患胃病多年，脘痛常在中午饭前及午夜出现，夜间常因胃痛而醒，食欲缺乏，时反酸水。近日胃痛又作，钡剂检查为十二指肠溃疡。舌苔薄腻，脉弦。中医诊断为胃脘痛、胃疡。

【处方】 脘腹蠲痛汤。延胡索9g，白芍9g，川楝子9g，生甘草9g，海螵蛸9g，制香附9g，蒲公英15g，沉香曲12g，乌药6g。

水煎服或研末为散开水吞服。诸症渐微。

二诊：去白芍、海螵蛸，加丹参9g，煅瓦楞子12g，玫瑰花4.5g，越鞠丸（包）15g。服药7剂后胃痛缓解，上方去煅瓦楞子、越鞠丸，加海螵蛸、白芍、九香虫、炙刺猬皮以善后。

◆ 解析

脘腹蠲痛汤是何任几十年临床实践的结晶，可用于治疗多种脘腹疼痛，而取得满意的疗效。方中既有性偏寒凉的川楝子、蒲公英，又有属于温性的沉香曲、乌药，寒温并用而专理气血。蒲公英味甘性寒，既能清热，又能养阴，是一味难得的养阴护胃佳品。凡是脘腹属于热者，每加大剂量应用，常可获得良好效果。本方对于急慢性胃炎、胃及十二指肠溃疡、慢性肠炎、慢性胆囊炎、胆石症、慢性胰腺炎、自主神经功能紊乱等病引起的脘腹疼痛或连及胁肋，属脾胃气血不调者，均可服

◆ 读案心悟

用。该方不仅疗效确切，而且无任何不良反应。另外，何任尚有益气养阴、疏肝和胃之胃溃疡方：北沙参9g，丹参9g，枸杞子12g，当归9g，白芍12g，玫瑰花3g，麦冬9g，生地黄24g，川楝子9g，白梅花4.5g。

【引自】陈声生，等.名中医脾胃科绝技良方.北京：科技文献出版社，2009.

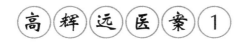

高 辉 远 医 案 1

【辨证治则】本案例基本病理是胃气不和，气机郁滞。采用消积化滞、和中温脾的治疗方法。

徐某，男，26岁。1990年2月13日入院。患者因上腹部疼痛1年，加重1个月，住院治疗。患者自诉1989年2月中旬不明原因出现上腹部阵发性疼痛，与进食有关，饥饿或夜间加重，饮食后疼痛缓解。曾在本院门诊常规量服用复方氢氧化铝、盖胃平、溴丙胺太林等西药治疗效不佳。做纤维内镜检查诊断为十二指肠溃疡，慢性浅表性胃炎。现症见上腹部局限性压痛，舌红，苔薄黄，脉沉弦细，大便隐血试验阴性。方用理中汤加味。

【处方】党参、白术各10g，炮姜6g，炙甘草5g，延胡索10g，海螵蛸15g，山药、天花粉、建曲各10g，白及8g。水煎服，每日1剂，3剂。

二诊：2月17日。服上药后，上腹部疼痛基本消失，饥饿或夜间偶有轻微不适，舌红，苔黄腻，脉弦。用原方继服6剂。

三诊：2月23日。服上药后，患者昨日午间偶感上腹部微痛不适，舌红，苔薄黄，脉弦细。原方加吴茱萸5g，川黄连6g，6剂。

四诊：3月1日。服上药后，患者上腹部仍偶有无规律疼痛，与进食无关，偶有反酸，口不干，舌偏红，苔薄黄，脉细。上方去吴茱萸、川黄连、山药、天花粉、白及，加茯苓、陈皮各10g。服用6剂后，患者诸症消失痊愈出院。

◆ 解析

◆ 读案心悟

高老认为，胃、十二指肠溃疡是内科常见病，其病位虽在脾胃，但关系于肝，涉及于肾。病理因素为气（气滞）、火（肝火、胃火）、瘀、湿、痰（痰饮）、寒、食，且相互兼夹为患。临床常用治法为温中散寒、泻热和胃、消积化滞、行气止痛及活血化瘀。

高老法尊仲景，临证善用经方，以理中汤灵活加减，使中焦得以温通。本案十二指肠溃疡除具有理中汤证外，尚有舌红，苔薄黄，苔黄腻等症状交替出现，此因长期上腹部疼痛，郁久化热伤脾，导致脾不能健运，湿热不得疏导。此湿热蕴结之象非理中药能解，故在理中汤中加入延胡索、山药、天花粉、建曲之品以消滞燥湿行气。后6剂方中减天花粉、山药等药，加茯苓、陈皮，可健脾理气，标本兼治。

【引自】高辉远.采用消积化滞、和中温脾法治疗胃病5例.中国中西医结合脾胃杂志，1994，5（21）：265－266.

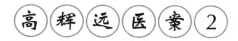
高 辉 远 医 案 ②

【辨证治则】本案为中阳不足，脾胃虚寒。脾胃属土，职司运化。治宜散寒健脾、理气止痛。

张某，男，20岁。1991年10月14日初诊。患者自诉反复胃脘隐痛3年，加重5日。现症见胃脘隐痛，纳前为甚，食后痛减，喜暖喜按，时有腹胀，反酸欲呕，不思饮食，神疲易乏，大便偏溏，舌淡红，苔薄白，脉弦细。曾在本医院做纤维胃镜检查诊断为十二指肠溃疡、慢性胃炎。服用甲氧氯普胺、西咪替丁等药物治疗效不佳。

【辨证】中焦虚寒，脾胃失和。

【处方】变通理中汤加减。党参、白术各10g，炮姜6g，海螵蛸15g，茯苓10g，陈皮8g，鸡内金、延胡索、法半夏、建曲各10g，炙甘草5g。

水煎服，每日1剂。服上药6剂后，胃脘痛减。用上方稍加出入，调治月余，诸症消失。做胃镜检查提示为十二指肠溃疡已愈合。随访1年病未复发。

◆ 解析

若脾胃阳虚有寒则运化无权，清浊升降之机受阻则胃脘隐痛，嗳气反酸等症显露。治疗用变通理中汤，此方是高老根据《伤寒论》理中汤加味变通而成。方中用党参甘温益气，补益脾胃，白术健脾除湿，两药合用能增强补益脾气的作用；炮姜、肉桂辛热散寒，温中和胃；陈皮、延胡索理气止痛；海螵蛸制酸健胃，收敛止血；炙甘草补中扶正，调和诸药，以安其中，且与芍药相配，即芍药甘草汤，酸甘化阴，有缓急止痛之功；建曲健脾消食。诸药合用，脾胃自健，阳气振奋，寒邪得除，则升降复常，诸症自愈。

◆ 读案心悟

【引自】高辉远.运用散寒健脾与理气止痛法治疗胃病3例.江苏中医药杂志，1993，8（5）：210－211.

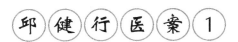
邱健行医案 1

【辨证治则】本案患者久病，脾气阴受伤，湿热中蕴，加之工作紧张，肝郁血瘀化热，证属本虚标实，拟先祛邪，后扶正。

陈某，男，57岁。1989年12月25日初诊。患者自诉反复上腹痛8年余，加重20日。8年前因嗜食辛辣后，出现上腹部剑突下胀痛，饥饿时及夜间发作，每次疼痛持续1小时左右，进食后可缓解，伴嗳气，反酸。做胃镜检查诊断为十二指肠溃疡，间断服制酸药（具体药物不详）治疗后，病情时好时坏。20日前，因工作紧张，上腹部胀痛加重，嗳气，无反酸，伴乏力，口干口苦，纳少眠差，大便干结，舌淡暗，苔黄厚，脉弦细略数。查体上腹轻压痛。经胃镜检查诊断为十二指肠溃疡、慢性浅表性胃炎、幽门螺杆菌阳性（＋＋）。中医辨证属脾气阴两虚。

【辨证】胃湿热夹瘀，兼肝郁气滞。

【治法】清胃化湿，疏肝通络。

【处方】蒲公英15g，夏枯草12g，白花蛇舌草、茵陈各15g，柴胡10g，枳壳、白芍、川楝子、延胡索、郁金各15g，鸡内金12g，甘草6g。

水煎服，每日1剂。7日后复诊，服上药后，上腹痛止，但仍感腹胀、矢气多，嗳气，乏力，纳眠稍改善，大便正常，舌暗淡，苔薄黄，脉弦细。湿热已去大半，脾气阴虚明显，此时治宜健脾益气，养胃生肌，疏肝活血，兼清余热。

【处方】黄芪、太子参、白术、石斛各15g，白及12g，海螵蛸15g，浙贝母10g，郁金15g，佛手10g，枳实15g，三七粉（冲服）3g，蒲公英、白花蛇舌草各15g，甘草6g。

水煎服，每日1剂。服上药7剂后复诊，腹痛未发作，平躺或夜间偶有腹胀不适，口干苦减轻，精神好转，大便调，舌稍暗淡红，苔薄白，脉弦细。后用此方加减，续服1个月而愈。随访1年未见复发。

◆ 解析

脾胃虚弱是溃疡病的主要病机，本病的活动期与肝郁化热化火及脾胃湿热有关；迁延不愈则与胃络瘀阻密切相关，胃酸增高为本病的普遍现象。故本病的一般治疗应予补益脾胃，佐以疏肝、清热、制酸、通降、活血之法。方

◆ 读案心悟

药如以四君子汤为基础方，加蒲公英、郁金、海螵蛸、厚朴、丹参等随症加减治疗。对肝郁化热及胃热证明显者，先采用清热泻火为主，后予健脾之法治疗；对胆汁反流者，则应配以疏肝利胆、降逆通腑之品。临床实践证明，能明显提高溃疡病的治疗效果，值得后学借鉴。

【引自】单书健. 古今名医临证金鉴·胃痛痞满卷. 北京：中国中医药出版社，1999.

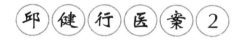

邱 健 行 医 案 ②

【辨证治则】出血性胃溃疡，辨证属胃中积热，迫血妄行。治疗以凉血止血、清热散瘀为主。

梁某，男，55岁。患者自诉有胃痛病史3年，做胃镜检查诊断为十二指肠溃疡、慢性浅表性胃炎。1周前因饮酒后胃痛又发，今晨排柏油样大便1次，量约300g，下午6时许呕吐血块及咖啡样胃内容物，量约1000mL，随即昏倒而送到医院急诊入院。入院诊疗之际又吐出血块及暗红色物约900mL。现症见神志淡漠，面色苍白，四肢湿冷，口干苦，尿少，舌质淡略暗，苔黄干，脉微细数。心率124次/分，血压70/40mmHg，上腹部正中压痛，肝脾未扪及，血红蛋白65g/L，红细胞2.38×10^{12}/L，大便隐血试验（＋＋＋＋）。西医诊断为十二指肠溃疡出血、出血性休克；中医诊断为吐血、便血（黑粪）。

立即给予输液补充血容量，并插入胃管，用冰冻紫地合剂1500mL分2次洗胃。

【处方】紫珠草、地稔各等份。

水煎煮制成60%浓度紫地合剂，装瓶，经灭菌后备用。

经上述治疗后，未再吐血，四肢转温，血压逐渐回升，后每隔4小时由胃管注入紫地合剂100～150mL。至第2日早晨病情稳定，血压110/70mmHg，抽出胃液澄清，观察24小时未再出血，拔出胃管，紫地合剂改为口服。第5日大便色黄，隐血试验（-），出血停止。

◆ 解析

　　紫地合剂及紫地宁血散，两者均由紫珠草、地稔两药组成。紫珠草味微苦涩性凉，清热凉血散瘀，止血力强。据《中药大辞典》记载本品有活血、止血、清热解毒作用，治疗吐血、咯血、衄血、便血、崩漏、创伤出血，对各种中等度以上出血的止血有效率达95％。地稔味甘涩性凉，长于收敛止血。《中药大辞典》记载本品有活血止血、清热解毒作用，治消化道出血、血崩等。由此两药组合成方，药性平和，具有清热凉血、散瘀、收敛止血之功，止血力专。急性及长期毒性实验证明紫地合剂无明显毒性，安全可靠，临床观察亦未发现任何不良反应，而且服用方便。

　　【引自】高志明.邱健行教授运用清热散瘀法治疗消化不良5例.中药新药与临床药理杂志，1992，7（3）：21-22.

◆ 读案心悟

第五章　急性胃炎

急性胃炎，是指由多种病因引起的急性胃黏膜炎症，其病变可以局限于胃底、胃体、胃窦的任何一个部分，也可以弥漫性分布于全胃。急性胃炎在胃镜检查时，可以见到胃黏膜的充血、水肿、出血、糜烂（或可伴有浅表溃疡）等多种一过性病变的表现。

急性胃炎的病因及类型虽然多种多样，但其各种类型在临床表现、病理变化及其发生、发展规律和临床诊治等方面，都有一些共性。即临床上均为急性发病的特点，常表现为上腹部的多种症状等。而且急性胃炎是一种可逆性疾病，大多数患者经过及时诊治后，都能在短期内恢复正常。但也有一部分患者，其病变可以长期存在，并转化为慢性胃炎。

急性胃炎多属中医学"胃脘痛""胃痞""呕吐"等范畴。临床上根据本病的病因、临床症状及舌脉表现，中医学对急性胃炎进行辨证施治。

李玉奇医案

【辨证治则】湿滞脾胃证。脘腹胀满，不思饮食，口淡无味，恶心呕吐，嗳气吞酸，肢体沉重，怠惰嗜卧，舌苔白腻而厚，脉缓。治则燥湿运脾、行气和胃。

尹某，男，19岁。1985年5月20日诊。胃脘胀痛，拒按，嗳腐吞酸，胃灼热7日。伴口苦、往来寒热，口渴不欲饮。舌红，苔黄腻，脉滑数。体温38.5℃，白细胞计数$14.72 \times 10^9/L$，中性粒细胞0.64，淋巴细胞0.36。中医诊断为胃脘痛。

【辨证】寒热犯胃。

【治法】和解表里，祛湿止痛。

【处方】平胃散方。苍术15g（去粗皮，米泔水浸2日），厚朴（去粗皮，姜汁制，炒香）、陈皮（去白）各9g，甘草（锉，炒）6g。

上药共为细末，每服3～5g，姜枣煎汤送下，每日1剂，10剂而愈。

名医小传

李玉奇，辽宁中医药大学教授，博士生导师，是国家人事部、原卫生部遴选全国首批五百名老中医之一，享受国务院政府特殊津贴（首批获得者），被中华中医药学会聘为终身理事。辽宁中医药大学副校长兼附属医院院长，辽宁省中医学会会长。著有《中医验方》《萎缩性胃炎以痛论治与研究》《脾胃病与胃癌前期病变研究》《医门心镜》等专著。

◆ 解析

方中重用苦温性燥之苍术，燥湿运脾，为君药。厚朴苦温燥湿，行气除满，以加强苍术燥湿健脾之力，为臣药。因湿盛气滞，故配陈

◆ 读案心悟

皮理气化滞，醒脾和胃，助厚朴下气降逆，以求气行则湿化，为佐药。使以甘草甘缓和中，调和诸药，缓和诸药之燥性；更用生姜、大枣调和脾胃以助运化。诸药合用，共奏燥湿运脾，行气和胃之功，使湿浊得化，气机调畅，脾胃复健，诸症自除。

【引自】刘景源.太平惠民和剂局方.北京：人民卫生出版社，2007.

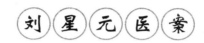

刘星元医案

【辨证治则】患者肝郁犯胃，经络不舒，麻木拘紧，治疗以疏肝解郁、健脾和胃为宜。

王某，女，34岁。1969年10月30日初诊。自诉：胃脘不舒，呕吐反酸，食入即吐，时已2个月余，且身痛头重，心悸，气短，大便七八日不下，月经提前，舌有裂纹，脉沉涩。中医诊断为胃脘痛、胃疡。

【处方】柴胡9g，炒大黄6g，炒枳实9g，茯苓9g，姜半夏9g，炒白芍9g，丁香3g，黄芩9g，生姜9g，大枣（切开）4枚。

水煎服，隔日1剂，每剂早、晚各服1次。

二诊：10月30日。服药效果良好，呕吐大减，大便顺利解下，唯余心烦一症，脉沉伏。处方加桔梗9g，竹茹4.5g。2剂，隔日1剂。

三诊：诸症已愈，唯面部、手部、脊背经络不舒，麻木拘紧，脉沉缓。

【处方】桂枝9g，葛根9g，白芍9g，甘草6g，石菖蒲4.5g，木瓜6g，木香2.4g，砂仁2.4g，生姜4.5g，大枣9g。2剂，隔日1剂。

◆ 解析

此例系肝郁犯胃，虽有身痛头重等表证，而主要在于呕吐反酸，食入即吐等里证。盖肝

◆ 读案心悟

味主酸，其气横逆，时时上泛；病程较久，胃实热结已重大便七八日不下，胃脘不舒可知，故少阳证少，阳明证多。至于心悸、气短，是因呕吐不止、便实心烦所致，故选用大柴胡汤加丁香、茯苓。

二诊时，药效良好，呕吐大减，唯有心烦不除，所以加桔梗养气通窍，开发和解，竹茹为治上焦烦热良品，胃气呕逆要药，二者合用可以祛除心烦。三诊时，肝邪犯胃诸症悉退，又出现面部、手部及脊背经络不舒，麻木拘紧，乃开与桂枝加葛根汤加味，用以疏利太阳经络，并参以舒筋、和胃相结合。

本方用柴胡、黄芩疏少阳经络以清热，兼祛表邪；用白芍助柴胡泻犯胃之邪以止呕；用半夏疏胃气之滞，使之和降；用枳实、大黄攻其满而清其热；用生姜、大枣恢复已伤之胃气；加丁香和胃，茯苓健脾，兼祛心悸，如此诸症可除。

【引自】王森，等.刘星元医案医论.北京：学苑出版社，2006.

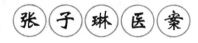

张 子 琳 医 案

【辨证治则】患者脾虚胃寒，脾失健运，日久难愈，导致素体虚弱，治则温中健脾、平冲止呕。

高某，男，49岁。初诊：面色㿠白，食欲缺乏，恶心，呕吐，脘腹疼痛，反酸，日久不愈。素体虚弱，小腹抽痛、憋胀，肠鸣。自觉有气自脐下向上顶冲。出虚汗，倦怠无力，大便偏溏，小便发黄，并偶带自浊。舌淡苔白，脉象沉弱，中医诊断为胃脘痛、胃痞。

【辨证】脾虚胃寒兼冲气上逆之证。

【处方】党参10g，白术10g，炙甘草6g，茯苓10g，陈皮6g，半夏10g，吴茱萸6g，川楝子10g，荔枝核10g，延胡索6g，香附6g，高良姜5g，乌药10g，生姜3片，大枣3枚。

水煎服，每日1剂，早、晚饭后各服1次。

二诊：上方服5剂，食欲好转，呕吐，反酸，积气顶冲，出虚汗等症均显著好转。小腹仍憋胀跳动，舌淡、苔白，脉沉弱。仍遵原方，加茯苓为12g，广木香5g，怀牛膝10g，大腹皮6g。水煎空腹服。

三诊：上方服9剂，食欲倍增，已经恢复至病前水平。呕吐，积气顶冲，小腹憋痛等症状已愈。近1个月来，只觉阴囊发冷，出汗，苔白，脉沉。

【处方】党参10g，白术10g，炙甘草6g，茯苓12g，半夏10g，陈皮6g，吴茱萸6g，香附6g，高良姜6g，炒小茴香10g，乌药6g，肉桂6g，草豆蔻6g。水煎服4剂后，诸症遂安。

◆ 解析

◆ 读案心悟

胃主纳谷，其气宜降，脾主健运，其气宜升。本案，不能化精微为气血营养全身，故面色㿠白，倦怠无力，虚汗不止；水走肠间，则辘辘有声，肠鸣腹胀，大便溏薄；胃失和降，则呕吐清水，食欲缺乏；呕吐日久，下伤肝肾，则出现冲气上逆，小腹不适。病至此，中阳不振，脾胃虚寒，急当温中健脾，和胃降逆。方中党参、白术、茯苓补气健脾；高良姜、大枣、甘草温胃和中；半夏、生姜、吴茱萸温中散寒，降逆止呕；川楝子、香附、荔枝核、乌药、延胡索等，疏肝暖肾以平冲。全方共奏健脾和胃，温中降逆之功，故使呕吐、冲气相继而愈。

【引自】赵尚华，等. 张子琳医疗经验选集. 太原：山西人民出版社，1978.

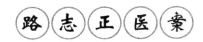

【辨证治则】患者病起于产后5个月，气阴两虚。治则清肃苦降、和胃化痰。

许某，女，27岁。近2年来恶心，呕吐，量不多，纳呆，厌油，便溏，精神委顿，肢倦乏力，两胁胀痛不适，时咳逆上气。因其爱人患有肝炎，自疑相染，于1987年1月3日就诊。经检查，皮肤巩膜无黄染，心肺正常，腹平软，肝肋缘下可触及，脾未及，肝功正常，HBsAg（－），上消化道钡剂造影未见异常。服西药月余未效，亦经中医诊治，服香砂六君子等温中散寒之剂，亦未见好转，遂于1987年2月8日转我院就诊。患者除上述诸症外，面色萎黄，询知发病于产后5个月，系由情志抑郁，饮食不慎而起。舌质红，舌尖有溃疡，苔薄白，脉细弦滑。审证切脉，认为此乃肺胃阴虚，肝木横逆，过胃犯肺，胃失和降所致。中医诊断为胃脘痛、胃疡。

【处方】紫苏叶（后下）4.5g，黄连2.5g，枇杷叶9g，半夏9g，茯苓15g，竹茹9g，枳壳（炒）9g，甘草3g。

水煎服，每日1剂，早、晚各服1次。6剂为1个疗程。

二诊：呕吐止，饮食少进，唯舌红苔少，时有咳逆。肺胃阴虚之象毕露，遂即转入甘平濡润柔肝和胃之治，仿沙参麦冬饮合一贯煎意化裁加入炮姜一味以反佐之。

【处方】南沙参12g，麦冬9g，石斛9g，竹茹12g，山药15g，茯苓12g，枸杞子9g，川楝子9g，炮姜3g。10剂。

三诊：舌质转润，苔见薄白，脉亦缓和，诸症均减，精神见充，纳谷日增，遂以参苓白术散意以善后调理。

◆ 解析

本案为路志正治疗呕吐验案之一。本案为肝胃不和，阴虚作呕，加之情志抑郁，肝郁化

◆ 读案心悟

火，更伤胃阴，故呕逆频作，且木火刑金，故时见咳逆上气。前医只见便溏肢倦，投以温中散寒，遂使阴津愈耗，虚火更炽。今治以薛生白的苏叶黄连汤清火降胃，合温胆汤和胃化痰先治其标。呕吐少止，再仿沙参麦冬饮、一贯煎合方加减养肝胃之阴，一味炮姜反佐取之，再以参苓白术散补脾肺而收全功。

【引自】桑希生，等.内科临证医案.北京：人民军医出版社，2010.

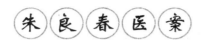

朱 良 春 医 案

【辨证治则】患者气虚夹瘀，治宜调脾补中、养阴清胃为主。

贾某，男，52岁。主诉有多年胃及十二指肠溃疡，服用中西药，治疗效果不明显，近因病证加重而前来诊治。刻诊：胃痛，胃胀，吞酸，夜间痛甚如针刺，饥饿疼痛明显，倦怠乏力，舌质暗紫，苔薄白，脉虚。中医诊断为胃脘痛、胃疡。

【辨证】气虚夹瘀证。

【治法】健脾益气，活血化瘀。

【处方】桂枝人参汤与失笑散合方加味。麦冬168g，半夏24g，人参9g，甘草6g，粳米9g，大枣12枚，玄参30g，生地黄24g，延胡索12g，山药15g。

先以水浸泡方药约30分钟，然后用大火煎药至沸腾，再以小火煎煮35分钟；每日1剂，分3次温服。6剂为1个疗程，需用药5～8个疗程。

6剂，水煎服，每日1剂，每日分3次服。

二诊：胃痛减轻，胃胀解除，予前方6剂。

三诊：吞酸消除，胃痛止，予前方6剂。

四诊：诸症较前明显好转，予前方6剂。之后，予前方治疗20余剂，病已痊愈。随访2年，一切尚好。

◆ 解析

　　根据倦怠乏力、脉虚辨为气虚，再根据夜间痛甚如针刺、舌质暗紫辨为瘀，以此辨为气虚夹瘀证。方予桂枝人参汤补益中气，通达阳气，以失笑散活血化瘀止痛，加白芍益血缓急止痛，延胡索活血止痛，山药补益脾胃。方药相互为用，以奏其效。方中重用麦冬养阴生津，滋液润燥；人参益气生津，调营和阴；粳米益脾胃，化生阴津；半夏开胃行津，调畅气机，降肺胃逆气，制约滋补壅滞气机；生地黄、玄参清热凉血，养阴润燥，助麦冬清热养阴生津；大枣、甘草益胃气，养脾阴。

　　【引自】王付，等．疑难病选方用药技巧．北京：人民军医出版社，2009.

◆ 读案心悟

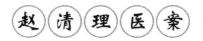

赵 清 理 医 案

　　【辨证治则】患者上吐下泻没有痊愈，又狂饮不止，旧病新添，食滞胃脘，治宜消食导滞、通腑和胃。

　　李某，男，38岁。1992年4月16日初诊。患者1周前因暴饮暴食而致上吐下泻，经静脉注射治疗而缓解。1日前家中有客人，饮酒后又出现呕吐，胃脘部疼痛，呈阵发性，又采用静脉注射治疗而不效，特来就诊。刻诊见患者痛苦病容，时见嗳气、恶心，时作呕吐，吐出物为黄色黏液，胃脘部疼痛，阵发性增剧，腹部胀满。大便2日未行，舌苔厚，脉弦细。中医诊断为胃脘痛、胃疡。

【辨证】食滞胃脘，浊气不降。

【治法】消食导滞，通腑和胃。

【处方】保和小承气汤。焦山楂20g，神曲20g，陈皮15g，半夏12g，茯苓15g，麦芽15g，连翘12g，莱菔子15g，枳实15g，厚朴15g，大黄（后下）6g，延胡索15g，生姜12g。

水煎2遍，分3～4次温服，每日1剂。服药1剂后呕吐减，大便通；服尽3剂，呕吐止，胃脘疼痛大减，唯食欲仍差。照上方去延胡索，加砂仁（后下）10g、鸡内金12g，大黄改黑大黄。又服药3剂，诸症悉除，饮食增加，食后仍觉胃脘部不适，又给予保和丸调理善后。

◆ 解析

本例患者因暴饮暴食损伤脾胃，虽治疗后症状消除，然胃气未康复，又酗酒伤之，故致呕吐、嗳气、胃脘疼痛等症状。方用保和丸消食导滞；小承气汤通腑和胃，加延胡索以理气活血止痛；生姜和胃止呕。药证相契，故取速效。

◆ 读案心悟

【引自】田元祥.内科名家医案精选导读.北京：人民军医出版社，2007.

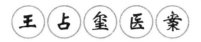
王占玺医案

【辨证治则】食滞胃脘，阻碍气机，胃失和降而发呕吐，乃食积之邪，治则清热燥湿、芳香化湿、健脾和胃。

范某，男，28岁。1976年10月25日巡回医疗时诊治。患者1天前饮酒吃鱼后，呕吐2次，胃痛较甚，大便未排。既往素有胃病不敢吃偏硬食物，舌苔黄腻，脉象虚大。《黄帝内经》曰："大则病进，小则病退"，根据舌苔与脉象提示，中医诊断为胃脘痛、胃痞。

【辨证】食积湿热之邪气正旺。

【治法】宜苦寒泄热，佐以芳香和胃，健脾化湿为治。

【处方】黄芩10g，黄连10g，大黄6g，半夏12g，藿香10g，紫苏叶10g，槟榔6g，甘草6g，桔梗10g，陈皮6g，茯苓10g，白术6g，枳壳10g，神曲12g，白芷10g，生姜10g，大枣（去核）4枚。

水煎服，每日1剂。煎服1剂后呕吐、脘痛则止，药尽3剂大便转溏，诸症消失而愈，观察月余，愈后未发。

◆ **解析**

急性胃炎，多以胃脘疼痛、恶心、呕吐为主，且往往有暴饮暴食，或食入生冷，或贪食过多，或受凉所致。在胃炎阶段未能及时治愈者，又可波及肠而产生急性肠炎或急性胃肠炎的症状。中医辨证，属"食积"或"食积化热"者居多。也有部分素体脾虚，食积之邪直入太阴而发生脾虚泄泻等证。中医常说"六腑以通为用""胃以降为顺"，本案患者饮酒食鱼，胃痛，舌苔黄腻表示食积热，故用三黄泻心汤苦寒泄热通腑，佐以芳香化湿、和胃健脾之品，使热清湿祛，气机得畅、胃气得降而胃痛、呕吐自止。

【引自】陈声生，等.名中医脾胃科绝技良方.北京：科技文献出版社，2009.

◆ **读案心悟**

颜正华医案

【辨证治则】因患者饮食不节，大量饮酒，助生痰热，痰热内扰于胆胃所致。治宜健脾清胆，降逆止呕。

王某，男，42岁。2004年5月10日初诊。患者自诉因大量饮酒后导致胃脘部胀痛、纳差4日。现症见胃脘部胀痛，纳差时恶心欲吐，呃逆反酸，口干口苦，喜冷饮，大便干结，舌红，苔白黄腻，脉弦滑。胃脘部有压痛，墨菲征（－）。做上消化道钡剂诊断为急性浅表性胃炎。中医诊断为胃脘痛、胃痞。

【处方】黄连温胆汤加减。黄连6g，制半夏10g，竹茹15g，枳实8g，知母、天花粉、陈皮各15g，茯苓12g，大黄3g，生姜、大枣、炙甘草各6g。

水煎服，每日1剂。连服上药7剂后，患者已无恶心呕吐、反酸、口干等症，呃逆、大便干结亦明显好转，纳食增加。效不更方，继前方再服10剂后，患者诸症消失。复查上消化道钡剂提示为急性浅表性胃炎痊愈。

名医小传

颜正华，江苏丹阳市人。北京中医药大学教授，临床中药学专业博士生导师、学科带头人。1990年国务院颁发给特殊贡献证书，享受政府特殊津贴。曾任国务院学位评定委员会医学药学组成员、国家教委科技委员会医药组成员、全国高等医药院校中医药教材编审委员会委员、中国药学会理事暨北京分会常务理事等。

第五章 急性胃炎

◆ 解析

本案患者西医诊断为急性浅表性胃炎。中医诊断为胃脘痛、胃痞，辨证属胆胃不和，痰热内扰。痰热内阻，气机不利，胃气不和，不通则痛，故患者胃脘部胀痛、纳差；胆胃郁

◆ 读案心悟

热，胃气上逆，则恶心欲吐、呃逆反酸、口苦；痰热阻滞，津液受伤，故见口干、大便干结；痰热内扰故见舌红苔白黄腻、脉弦滑。治宜和胃健脾清胆，理气化痰，降逆止呕。以黄连温胆汤加减，方中黄连、制半夏、竹茹、陈皮、枳实、生姜降逆和胃止呕，清热燥湿行气；知母、天花粉清热泻火滋阴；茯苓健脾渗湿，使湿去痰消；大黄清热缓泻干结之大便；生姜、大枣、炙甘草调和脾胃并调和诸药。方症相应，故效如桴鼓。

【引自】单书健.古今名医临证金鉴·胃痛痞满卷.北京：中国中医药出版社，1999.

第六章 慢性胃炎

慢性胃炎是由于胃黏膜在多种致病因素作用下，所发生的慢性炎症性病变。慢性胃炎是以胃黏膜的非特异性慢性炎症为主要病理变化的慢性胃病，病变可以局限于胃的一部分，也可弥漫到整个胃部。临床主要表现为慢性上腹部疼痛、饱胀、消化不良、食欲减退，或者可伴有嗳气、恶心、消瘦、腹泻等症状。

慢性胃炎的命名很不统一，依据不同的诊断方法，其名称也有所不同。按病因分类，如药物性胃炎、乙醇性胃炎、胆汁反流性胃炎；按病变形态分类，如糜烂性胃炎、出血性胃炎、疣状胃炎；按病变部位分类，有胃窦部胃炎、胃体部胃炎等。其中，比较准确的方法是从纤维胃镜检查所见的胃黏膜形态与病程等方面来进行分类，慢性胃炎主要可分为非萎缩性胃炎（也称浅表性胃炎）、萎缩性胃炎和特殊类型胃炎3种类型。

慢性胃炎多属中医学"胃脘痛""痞满""呕吐"等范畴。根据本病的病因、临床症状及舌脉表现，临床上多按食滞胃脘型、暑湿犯胃型、寒邪犯胃型、胃热炽盛型、肝郁气滞型对慢性胃炎进行辨证施治。

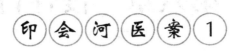

【辨证治则】肝火扰胃则胃灼热、反酸，胃脘胀痛，治则清热泻火、养肝和胃。

辛某，女，48岁。1990年4月16日初诊。患者自诉胸骨后不适半年。现症见胸骨后中、下段不适，胃灼热，呃逆，反酸，睡眠差，活动后心悸，急躁生气后症状加重，舌淡苔少，脉弦滑。1989年12月28日做胃镜检查提示为胃窦大弯侧可见两条纵行发红带，诊断为浅表性胃炎。否认肝炎、肺结核等传染病史。西医诊断为胃炎、食管炎；中医诊断为胃脘痛、痞满。

【辨证】肝胃不和。

【治法】疏肝和胃。

【处方】黄连6g，吴茱萸3g，赤芍、白芍各15g，煅瓦楞子（先煎）、煅牡蛎各30g，陈皮10g，竹茹12g，柴胡10g，黄芩12g，半夏、枳壳各10g，熟大黄5g。

二诊：1992年12月31日。服上药后，症状减轻，反酸、呃逆均消失，轻度胃灼热，纳可，舌红，苔微黄，脉弦细。仍治宜疏肝和胃。

【处方】柴胡、半夏、黄芩、苍术、厚朴、青皮、陈皮、藿香各10g，紫苏叶9g，黄连6g，薄荷3g，青蒿、佩兰、竹茹各12g。

上方12剂，每日1剂，水煎服。15日后复查胃镜检查提示为镜下所见已明显好转。

◆ 解析

"气有余便是火"和"气郁化火"均是中医对气与火之间关系的术语，而"有余"与"郁"又是由气化火的同义词，都指肝气郁

◆ 读案心悟

结，随着肝的经脉走向，多见于胸胁脘腹部位，古人谓"肝经郁火吐吞酸"意即指此。肝火扰心故心烦不寐，心神内乱。治法以清泄宣发及凉血等为主，也即"火郁则发之""木郁则达之"。方用黄连、吴茱萸、白芍、煅瓦楞子疏肝和脾，清肝泻火，降逆止呕；煅牡蛎、煅瓦楞子制酸；柴胡疏肝；半夏、陈皮、竹茹降逆和胃；黄芩、熟大黄、枳壳清热降火；苍术、厚朴、青蒿、藿香、佩兰、薄荷、紫苏叶除湿散满，清火达木，使脾胃得以安和。

【引自】石一鸣．印会河教授运用清热泻火法治疗胃病3例．中国乡村医药杂志，2002，6（3）：80－81．

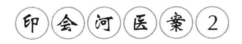

印会河医案②

【辨证治则】本案以空腹作痛，嘈杂痞满，嗳气反酸，舌红中剥为主症，系肝气犯胃，导致胃气失降而胆汁得以反流，上逆为病。治疗以养阴和胃，清热止痛为主。

李某，女，45岁。1993年8月27日初诊。患者自诉胃脘胀满8年。常在空腹和午夜发作，嘈杂痞闷，食后胃脘作胀，伴嗳气反酸，半个月前经纤维胃镜检查提示为幽门开合欠佳，胃窦部黏膜增粗、充血、水肿明显，有散在小出血点，胆汁反流量较多，十二指肠黏膜充血。现症见胃痛，口干，舌质红，苔薄黄微腻中剥。中医诊断为胃脘痛、痞满。

【辨证】肝胃不和，火郁化热伤阴，胃气失降。

【治法】养阴柔肝，降气和胃制酸法。

【处方】健胃制酸方加味。吴茱萸、黄连各3g，柴胡、甘草、半夏、黄芩、枳壳、陈皮、旋覆花（包）、延胡索、紫苏梗各10g，煅瓦楞子、白芍各30g，竹茹12g，沙参15g。

水煎服，每日1剂，7剂。

二诊：服上药后，胃脘痛已减，嘈杂痞满、吐酸亦瘥，时有脘胀嗳气，大便不爽，2日1次。辨证属肝胃初和，胃阴未复，仍以养阴柔肝法续进，更增通腑泄浊药，以畅中焦气机。

【处方】沙参、建曲、白芍各15g，石斛、川楝子、延胡索、槟榔子皮、竹茹各10g，枳壳、大黄各6g，煅瓦楞子30g，黄连、吴茱萸3g。

水煎服，每日1剂，7剂。

三诊：服上药后，胀满已停，腑气亦通，再以上方加减。进服7剂后，胃痛消失，纳寐俱调。停药1个月后胃镜复查提示为幽门开合佳，胃窦部黏膜轻度红白相间，未见水肿、出血点及胆汁反流。

◆解析

胆汁反流性胃炎，临床表现虽然各不相同，但均系由脾胃气机升降失调所致。究其升降失常之因，除脾胃失调外，与肝胆关系密切。肝木之横逆为因，胃气失降为果，肝体阴而用阳，肝火伤阴，此时不可单用疏肝理气、辛香耗阴之品，而应酸甘凉润，柔肝养胃，健胃制酸，故印老以自制健胃制酸方、左金丸、芍药汤合方。一则健胃制酸、疏肝理气止痛；二则甘平濡润、清热养阴和胃；三则缓急止痛。全方疏不伤阴，滋不碍胃，敛不恋邪。二诊加降气润肠之槟榔子皮、大黄，此所谓"胃气以降为和，阳明以通为用"。

◆读案心悟

【引自】王惠. 印会河教授运用养阴和胃法治疗慢性胃炎3例. 山西中医，2004，6（1）：73－75.

许鑫梅医案

【辨证治则】脾气虚，升降失调，脾阳不升，胃气不降，肝失调达，则致脾虚气滞。治则健脾和胃、益气养肝。

阎某，女，56岁。1990年1月6日初诊。胃脘部胀满不适，隐痛，精神萎靡不振，形体消瘦近10年余。先后在多家医院服用中、西药物治疗未效，且症状反复。近1年来，脘部胀痛明显，脘痛连胁，受凉后疼痛加剧，空腹明显，得热或进食后缓解，嘈杂似饥，纳呆食少，食后饱胀，嗳气频频，神疲乏力，大便溏薄，晨起口苦口干，舌淡，苔薄白，脉细弱。做胃镜检查提示为胃底、胃体、胃窦部黏膜呈广泛红白相间，以白相占多数，胃黏膜表面欠光滑，有十二指肠液反流。病理活检2块胃黏膜，提示为胃黏膜均为中度萎缩伴肠上皮化生。确诊为中度慢性萎缩性胃炎。中医诊断为胃脘痛、痞满。

【辨证】脾胃虚弱，肝胃不和。

【处方】消胀冲剂。党参、白芍各15g，甘松、黄芩、法半夏各10g，砂仁、炙甘草各6g，青黛2g，白花蛇舌草30g。

按比例制成无糖颗粒，每次10g，每日3次，餐前30分钟口服。服药3日后诸症减轻，食欲渐好，1个月后精神好转，面色红润，体重增加，2个月后诸症消失。胃镜复查提示为胃底、胃体黏膜灰白区消失，胃窦部黏膜见红白相间以红相为主，表面光滑。病检报告诊断为胃窦部慢性浅表性胃炎、胃黏膜腺体萎缩和肠上皮化生消失。以后间断服消胀冲剂，病情一直稳定，心情舒畅。1991年4月再复查胃镜、病检，均诊断为慢性浅表性胃炎。

◆ **解析**

慢性萎缩性胃炎病机目前尚未完全明了，大多认为属中医学"胃脘痛"范畴，与肝脾关系密切。久而肝脾功能失调，胃中积热而伤及

◆ **读案心悟**

胃阴。虚实夹杂为其主要病机，表现为脾虚气滞、胃热阴虚的证候群。消胀冲剂针对慢性萎缩性胃炎的病机，以健脾养胃、清热行气为治则。方中党参补气健脾养胃，有健脾运而不燥，滋胃阴而不腻之功；黄芩、白花蛇舌草、青黛合用清热泄中，解毒祛湿，凉血清肝；甘松活血祛瘀，行气止痛；法半夏、砂仁健脾化湿，理气止痛；白芍、甘草柔肝，缓急止痛。诸药合用，以抗菌消炎，调节免疫功能及促进细胞分泌的作用，来恢复胃肠运动功能活动及胃黏膜的代谢水平，从而加速胃黏膜的修复过程，取得较好的疗效。从本案的疗效来看，消胀冲剂对慢性萎缩性胃炎确有较好的治疗效果，因此是一种较为理想的治疗慢性萎缩性胃炎的药物，具有较好的开发价值。

【引自】许鑫梅. 运用健脾和胃法治疗慢性胃炎临床3例. 浙江中医，1997，7（3）：90－91.

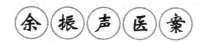

余振声医案

【辨证治则】患者中焦脾胃气机阻滞、升降失职是其病机关键，治疗以活血化瘀、和中益气为主。

黄某，男，51岁。患者自诉反复上腹部胀痛10余年，加重2年。2004年10月做胃镜检查诊断为慢性胃窦炎伴糜烂及萎缩，幽门螺杆菌（＋）。病理检查提示为胃黏膜重度慢性炎症，中度萎缩，肠上皮化生，不典型增生。现症见胃脘胀痛，纳后及坐位时尤甚，平卧及活动后稍舒，喜按喜温，嗳气反酸，大便稍干，纳差，舌淡稍红有瘀斑，苔薄腻，脉弦细。中医诊断为胃脘痛、痞满。

【辨证】脾胃气虚，气滞血瘀。

【治法】健脾益气，活血行气。

【处方】北黄芪30g，党参、白术、茯苓、太子参各15g，生地黄30g，三七末（冲服）1.5g，五灵脂10g，白花蛇舌草、半枝莲、枳实、延胡索各15g。

水煎服，每日1剂，复煎，分2次温服。服上药14剂后，胃脘疼痛明显减轻，无反酸，大便调，但仍饱胀不适，嗳气纳差。上方去半枝莲、延胡索，加广木香（后下）10g，春砂仁（后下）5g，紫苏梗15g。水煎服，每日1剂。服上药1个月后，诸症明显减轻，纳食增加，但仍进食不慎则胃脘胀满，舌淡嫩，苔薄，脉细。原方继服半年后，复查胃镜诊断为慢性浅表性胃炎，幽门螺杆菌（-），病理检查提示为轻度胃黏膜炎症。

◆ 解析

余老认为，慢性萎缩性胃炎属中医痞证范畴，其发病多由饮食不当、外感时邪、情志失调、劳倦太过等因素导致中气亏虚，脾胃升降失常，脾之清阳不升，胃之浊阴不降，以致胃腑失于气血濡养，胃络瘀滞而呈"虚损血瘀"为主虚标实证。脾胃虚损是慢性萎缩性胃炎发病和转归的根本内因，故补益脾胃、调畅气机应为其主要治则。创立以调补活血为原则的萎胃复元汤，君以北黄芪健脾益气，太子参益气养阴，生地黄养阴活血；佐以三七末化瘀止血，五灵脂祛瘀生新，半枝莲、白花蛇舌草清热解毒；辅以枳实理气消滞，延胡索活血行气。

注：忌生冷、甜酸、辛辣食物，并适当运动增强体质和调节情志。

【引自】2007年第十九次全国消化病学术会议全国中西医结合消化疾病新进展学习班交流论文.

◆ 读案心悟

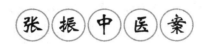

【辨证治则】胃脘胀满隐痛，食欲差，口苦便干，四肢乏力，乃是脾虚兼有痰湿之象。治疗以疏肝理气、健脾化湿为主。

薛某，女，51岁。患者自诉胃脘胀满隐痛1年余。患者1年前因生气出现上述症状，做胃镜检查诊断为慢性萎缩性胃炎，在外院多方就诊，服用多潘立酮、莫沙必利及中药多剂均有效，后渐无效。现症见胃脘胀满隐痛，进食后加重，纳差，每日进食不足250g，口干，口苦，大便干，2~3日1次，疲乏，四肢无力，不能进行正常生产劳动，夜寐差，脉缓，舌淡，苔黄厚腻。张老遂以"慢性萎缩性胃炎"收住院治疗，入院后查血、尿、便常规和肝功能、肾功能、电解质及腹部B超等均正常。张老认为该患者属功能性消化不良，为胃脘痛、痞满。

【辨证】肝郁脾虚兼有湿热。

【治法】疏肝健脾，清热化湿。

【处方】柴芍六君子汤加减。柴胡、枳实、陈皮各12g，半夏9g，白术25g，茯苓、白芍各20g，党参15g，黄芩、甘草各6g，黄檗3g。

水煎服，每日1剂，分早、晚2次服。

服上药4剂后，胃脘胀满隐痛减轻，进食增加，口干、口苦消失，大便恢复正常，黄腻苔褪去，脉缓，舌淡，苔白。张老认为患者湿热已去，目前辨肝郁脾虚，以疏肝理气、健脾化湿为法，方药继用上方去黄芩、黄檗。

服上药7剂后，病情大愈，进食明显增加，疲乏减轻，睡眠改善，胃脘部隐痛消失，仍感胀满，舌淡，苔白，脉缓。上方枳实加至20g，并加厚朴6g。服药10剂后，症状基本消失，仅进食过饱时感觉胃脘胀满，病情好转出院。出院继用上方10剂后症状完全消失，分别于3个月、6个月后电话随访患者，诉病情未复发，已完全能够从事正常生产劳动。

◆ 解析

张老以疏肝理气、健脾化湿为法，常用四逆散合六君子汤为基本方。四逆散为调和肝脾之首方，具有疏肝解郁之功；六君子主治脾虚兼有痰湿。方中柴胡疏肝解郁，党参益气健脾为君；白芍、枳实柔肝理气，白术、茯苓健脾化湿，共为臣药；陈皮、半夏健脾化湿，和胃降逆为佐；甘草调和诸药为使。柴胡、白芍、枳实性偏寒凉，党参、白术、茯苓、陈皮、半夏性偏温热，诸药合用则不寒不热，体现了"治中焦如衡，非平不安"之意。

【引自】胡月明.张振中教授运用疏肝理气法治疗慢性胃炎8例.陕西中医，2005，21（3）：65－67.

◆ 读案心悟

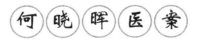

何 晓 晖 医 案

【辨证治则】由脾阳虚衰，阴盛格阳，虚阳浮越所致。治以健脾益气、养阴清热、活血化瘀为宜。

患者，女，73岁。患者自诉患慢性萎缩性胃炎10年余，经北京、南昌等地医院治疗不愈。现症见胃脘胀闷灼热，口干唇燥，口舌时常溃烂，咽喉干燥灼痛，频频欲饮温水，一夜中需起床饮水数次，故夜眠不安，大便干结，数日1次，纳少，神疲乏力，唇红，舌深红干裂，无苔，脉细数无力。中医诊断为胃脘痛、痞满。

名医小传

何晓晖，全国著名脾胃病专家，教授，主任中医师，博士后导师，中华中医药学会脾胃分会副会长，享受国务院政府特殊津贴，全国五一劳动奖章获得者。主持国家、省市科研课题12项，获奖6项。他学验俱丰，在脏腑理论、体质学说、辨证论治、中医动物模拟实验等方面均有突出的学术成就。

【辨证】脾胃阴虚，虚热内扰。

【治法】健脾益气，养阴清热。

【处方】参苓白术散合益胃汤加减。太子参30g，山药20g，茯苓15g，薏苡仁30g，北沙参15g，麦冬、玉竹各12g，生地黄20g，石斛15g，黄连4g，干姜3g，山楂12g，莱菔子8g。

水煎服，每日1剂。服上药2周后，上述症状均有所缓解，仍以前方加减变化治疗。服药4个月后，胃脘胀闷及灼热消除，口干咽燥明显好转，夜间不饮水也可安眠，偶有口舌溃烂，大便基本通畅，每日1次，纳食增加，精神已佳，舌质偏红，已生长薄苔。仍以上方为基本方变化，每月服药7剂。余时服用六味地黄丸，以巩固疗效。患者坚持治疗2年后，现身体安康。

◆解析

脾虚生内热，是脾虚生内燥的进一步发展，由于脾阴亏损严重，而致"阴虚生内热"。此外还有一种"阴火"，阴虚生热和阳虚生热均是脾虚所致，但病理机制和治则治法完全不同。

脾阴虚内热证的主要病理表现是脾气虚和阴虚内热证共见。以食欲不振、食后腹胀、大便秘结、体瘦倦怠、涎少口燥、唇干色红、舌红苔少、脉细数为主要临床表现。脾虚内燥证和脾虚内热证均是由脾阴虚变化而来，都有阴津不足的症状，但脾虚内热证的虚热症状更为明显，如唇红、舌红、脉数等。本证治疗原则是滋阴清热，健脾益气。何老常用参苓白术散健脾益气滋阴，再加知母、生地黄、沙参、玉竹、天花粉等养阴清热。

【引自】田元祥. 内科名家医案精选导读. 北京：人民军医出版社，2007.

◆读案心悟

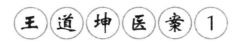

【辨证治则】患者久病未愈，体瘦乏力，面黄腹痛，呃逆纳差，乃脾胃不和之象。治则健脾益气。

赵某，男，50岁。1999年8月7日初诊。患者自诉胃脘冷痛10年，加重1年。现症见体瘦神疲，气短乏力，面色萎黄，脘腹胀满，呃逆纳差，舌胖质暗，舌边齿痕，舌苔白腻，舌下脉络青紫纤曲Ⅲ度，脉沉弱无力。1999年8月2日在某医院做胃镜检查诊断为慢性萎缩性胃炎。病理活检提示为（重度）慢性萎缩性胃炎伴胃窦重度肠上皮化生；胃体重度慢性萎缩性胃炎伴中度肠上皮化生，个别腺体中度异型；胃角（重度）慢性萎缩性胃炎伴重度肠上皮化生，腺体轻度异型。中医诊断为胃脘痛、痞满。

【辨证】脾胃虚弱，寒凝瘀滞。

【治法】健脾益气，温阳化瘀。

【处方】四君子汤加减。党参、茯苓、炒白术、炒枳实各15g，厚朴10g，炒麦芽15g，炙甘草、炮干姜各6g，炒莱菔子15g，化瘀散（分冲）10g，三棱6g，生薏苡仁15g，生姜3片，大枣7枚。

水煎取汁，饭后1小时温服，每日2次。7剂。

二诊：8月14日。服上药后，食欲微增，胃脘仍胀痛喜温，大便次数较前增加，每日2次，微溏，乏力明显，余症及舌脉如前。原方加入人参、黄芪以加强益气的作用。21剂，水煎服。

三诊：9月16日。服上药后，脘痛大减，食纳增，大便调，偶遇冷胃腹胀满，乏力，面色萎黄，舌质淡嫩，舌苔薄白，舌下脉络淡紫纤曲，减为Ⅱ度，脉沉弱。继守原法则，原方加莱菔子12g，炒薏苡仁15g，浙贝母12g。30剂，水煎服。

四诊：10月30日。服上药后，现症见患者面色红润，精神状态佳，诸自觉症状显著好转，舌质淡红，舌苔薄白，舌下脉络纤曲Ⅰ度。

11月17日经某医院检查胃镜诊断为慢性萎缩性胃炎伴窦部轻度糜烂，胃角体部黏膜光滑。病检提示为萎缩性胃炎Ⅰ级。

◆ 解析

王老临床对脾胃病、肾病、胰腺炎、白内障等病有自己独特的认识，特别是对慢性萎缩性胃炎的诊治卓效。王老指出治疗慢性萎缩性胃炎胃癌前期病变要针对病机，辨证用药。其治法以补虚和胃贯穿于治疗的始终，兼以理气散寒、化痰通络、活血化瘀、清热解毒等法灵活选用，以切准病机为要。初治宜用健脾益气的"四君子汤"，另加炒枳实、炒莱菔子化瘀通腑，体现了扶正、通腑、化瘀的主导思想。药后积瘀得下，腑气以通，效不更方。同时结合现代医学的观点，在方中加入人参、黄芪益气养阴；加入生薏苡仁、浙贝母清热解毒软坚以"抗炎"。全方温阳益气、填精补髓、强肾健脾、调和五脏，取得了满意的疗效。

【引自】王道坤.运用健脾益气法治疗慢性胃炎临床解析.甘肃中医学院报，2004，（102）：2-3.

◆ 读案心悟

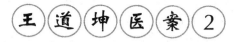

【辨证治则】 本案患者患病日久，久病成虚，脾胃虚寒，进而伤肾。治疗以健脾补肾、和胃养血为法。

某女，50岁。2006年3月24日初诊。患者自诉胃中隐痛、反酸时发时止5年，加重2个月余。现症见晨起胃中隐痛，伴有反酸，纳差，神疲乏力，食酸性食物上述症状尤明显，口中多清涎，腰部隐痛，大便先干后稀，舌淡胖苔薄白，脉沉迟。曾做胃镜诊断为十二指肠溃疡伴胆汁反流。中医诊断为胃脘痛、痞满。

【辨证】脾胃虚寒及肾。

【治法】健脾补肾，温中止痛。

【处方】愈溃汤加减。生黄芪12g，桂枝10g，杭白芍、海螵蛸各15g，煅瓦楞子30g，甘松6g，桑寄生10g，怀牛膝15g，炒杜仲10g，厚朴12g，炒莱菔子15g，神曲、炒麦芽各12g，和胃散（包煎）30g，延胡索15g，炙甘草6g，生姜、大枣为引。

7剂，每日1剂，水煎，每日2次，早、晚饭后1小时服用。

二诊：2006年3月31日，服上药后，胃痛止，仍有胃中反酸，纳食较前好转，身乏力，眠少易醒，大便每日1次，排时不畅，舌淡苔薄，脉沉细。因胃中仍有反酸，大便不畅，故上方去炒莱菔子、炒杜仲、神曲，桂枝减为6g，加枳实20g，合欢皮15g，佛手12g，增强消积、安神、理气作用。21剂，服法同上。

三诊：2006年4月21日，服上药后，症状基本消失，以二诊方继服14剂，以巩固治疗。

◆ 解析

患者胃中隐痛，脾胃虚寒，运化无力，则纳差，神疲乏力；中焦虚弱，胃气不合，腐熟功能减弱，则胃中反酸；中焦虚寒，水液不能运化而上逆，口中多清涎；中焦虚寒日久累及于肾，腰部隐痛；舌淡胖，苔薄白，脉沉迟皆为脾胃虚寒，中气不足之象。四诊合参辨证属于脾胃虚寒及肾，治宜健脾补肾、温中止痛。方用王老自拟方愈溃汤（黄芪建中汤加减）加减治疗。方中生黄芪益气补中；桂枝、杭白芍、生姜、大枣寓小建中汤之义温中散寒；海螵蛸、煅瓦楞子制酸止痛；桑寄生、怀牛膝、炒

◆ 读案心悟

杜仲温补肾阳；甘松、延胡索行气止痛醒脾；炒莱菔子、神曲、炒麦芽、和胃散以调和中焦。诸药合用，共奏温中补虚、理气和胃、制酸止痛之功。

【引自】王道坤.运用和胃养血法治疗慢性胃炎10例.中医院临床杂志，2007，10（2）：120－121.

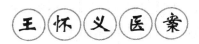

【辨证治则】胃脘胀痛、食欲缺乏等症状反复发作，胃中灼热，属于胃热血瘀。治则养阴理气，活血化瘀。

刘某，男，53岁。1997年4月4日初诊。患者自诉患慢性胃病20余年，服用中药治疗效果不明显。1997年2月胃痛复发，较前加重，在省某医院做胃镜检查诊断为慢性萎缩性胃炎。服药1个月未见明显效果，遂来医院诊治。现症见胃脘胀痛，连及胁背，食欲缺乏，稍食则胃胀痛加重，口干口苦，多饮，消瘦，烦躁，眠差，面黄，神疲，大便干，舌红赤，少苔，脉弦细。诊断为胃脘痛。

【辨证】阴虚胃热，气滞血瘀。

【治法】养阴清热，理气活血。

【处方】竹叶15g，石膏20g，天花粉10g，川楝子、生地黄各15g，麦冬20g，石斛、当归、丹参各10g，半枝莲、白花蛇舌草各15g，玄参20g，大黄6g，甘草10g。

水煎服，每日1剂。

二诊：1997年4月12日，服上药后，胃脘疼痛已减，口干口苦、胃中灼热、便秘明显减轻。现症见阵发性胃脘疼痛，食后加重，眠差，舌脉同前。上方去大黄、玄参，加焦三仙（焦山楂、焦神曲、焦麦芽）各15g，白芍10g，继服7剂。

三诊：1997年4月20日，服上药后，诸症基本消失，纳食增加，精神增加，仍感入睡困难，半夜易醒，多梦。遵前方去天花粉、川楝子，加柏子仁

15g，炒酸枣仁30g，调整善后。

四诊：1997年10月7日，因过度饮酒，致胃痛发作，纳食不香。遵前方之意加减治疗5剂后，诸症悉除。

◆ 解析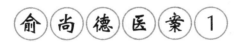

慢性胃炎阴虚胃热证，症见胃脘隐痛，缠绵不已，口干口苦，多饮，胃中灼热，食欲缺乏，呃逆，口臭，有时可见口疮，牙龈疼痛，大便秘结，舌红或舌绛，少苔，脉细数。治宜养阴清热，王老方用竹叶石膏汤加减治之。气虚不明显者，去人参；阴虚热盛者，可加天花粉、生地黄、黄连；胃痛严重，或伴有明显肝郁气滞者，重用川楝子。

【引自】单书健.古今名医临证金鉴·胃痛痞满卷.北京：中国中医药出版社，1999.

◆ 读案心悟

俞尚德医案 ①

【辨证治则】症见长期吞酸嘈杂，夜间流涎，乃脾胃失其健运，致酿成酸水痰饮，并随胃气上逆而反流。采用养胃健脾、活血化瘀的方法论治。

殷某，男，48岁。2003年9月17日初诊。患者自诉自1999年以来，常反酸水，反至喉头而止。胸骨中、下段及心窝区时有烧灼感，吞咽时有隐痛。近3年来，更出现晚间睡中流涎，有时突发咳呛。现症见胃脘嘈杂，不痛，吞酸，嗳气不多，纳便正常，苔薄黄，脉弦滑。1周前做胃镜检查提示为胃窦黏膜红白相间，以红为主，可见少量反流液，幽门孔正常，胃体、胃底无特殊表现；贲门口充血水肿明显，食管中、下段黏膜呈条状充血、水肿明显，有数处糜烂，血管纹理模糊。诊断为反流性食管炎、慢性浅表性胃炎。中医诊断为胃脘痛、痞满。

【处方】炒苍术、生甘草、炒紫苏子、姜半夏各10g，苏木、炒枳壳各6g，赤芍、蒲公英各15g，金银花10g，半枝莲15g，吴茱萸5g，煨益智仁10g，姜黄15g。

水煎服，每日1剂，14剂。

二诊：服上药后，已无吞酸，胸骨部灼热感亦轻，晚间睡中尚有流涎，但无咳呛。前方加荜澄茄10g，14剂。

三诊：服上药后，无自觉不适，苔净脉弦，再服原方14剂。服完后无自觉症状，做胃镜复查提示为十二指肠无特殊，胃窦黏膜轻度充血，胃体、胃底无特殊，贲门口轻度充血水肿，食管黏膜光滑。诊断为慢性浅表性胃炎。再服原方14剂。

◆ 解析

本案属于糜烂性胃食管反流病。患者涎为脾液，脾气不摄故流涎。睡中咳呛为肺失肃降，一派肺胃气机逆上的表现。胸脘灼热，苔黄脉弦，为郁久化热之征象。食管局部糜烂，乃瘀血内阻之结果。故治宜健脾化痰清热，肃降肺胃气逆为主。方中苍术强胃健脾，宣化痰饮；姜半夏、炒枳壳和降胃气，能增强胃动力；吴茱萸、煨益智仁、荜澄茄制酸摄涎；生甘草润肺泻火，合炒紫苏子下气止咳；金银花、蒲公英、半枝莲清热化毒消痈；姜黄下气消痈；苏木、赤芍活血化瘀。全方共奏修复食管、胃体黏膜糜烂之功。

◆ 读案心悟

【引自】张春正.俞尚德教授运用养胃健脾法治疗慢性胃炎临床15例.中医杂志，2005，15（9）：156－157.

俞尚德医案 2

【辨证治则】运化不健，胃中有痰火煎熬，治宜温运脾胃阳气、通络行瘀。

李某，男，45岁。1997年12月15日初诊。患者自诉半年来胃脘隐痛，空腹尤甚，进食则安，喜温喜按，反酸、嘈杂，伴有恶心，无呕吐，大便质烂，每日1次，舌苔薄白，脉细弦。10日前做胃镜检查诊断为胃巨大溃疡伴复合性溃疡（胃角3.5cm×4.0cm；胃窦0.8cm×1.0cm；球部大弯1.2cm×1.2cm）。病理诊断为（胃角）黏膜重度浅表性胃炎伴少量坏死组织；（胃窦）黏膜重度浅表性胃炎。中医诊断为胃脘痛、痞满。

【辨证】脾胃阳虚，络脉瘀痹。

【治法】补中益气，通络行瘀。

【处方】黄芪40g，炒党参15g，炙甘草、赤芍、白及各10g，制乳香3g，当归20g，茯苓30g，海螵蛸25g，吴茱萸3g，甘松6g，蒲公英15g，三七粉（分吞）3g。

水煎服，每日1剂，7剂。

二诊：服上药后，胃痛已好转，仍有嘈杂，无反酸，苔薄，脉细弦。前方黄芪改为60g，继服14剂。1997年12月30日做胃镜复查提示为胃角2.0cm×1.0cm溃疡，球部大弯0.4cm×0.5cm溃疡。病理诊断为胃窦、胃角黏膜重度浅表性胃炎。

三诊：服上药后，胃脘隐痛，嘈杂已除，微嗳气饱胀，舌苔薄白，脉细弦。拟前方去甘松，加苏木、炒枳壳各6g。服用14剂后诸症尚和。1998年2月10日再次做胃镜复查提示为胃角溃疡愈合期，浅表性胃炎。病理诊断为黏膜中度浅表性胃炎。

◆解析

胃角巨大溃疡伴复合性溃疡，并发出血、穿孔的机会较多，且胃角巨大溃疡极易导致癌变，原则上宜做手术治疗。俞老认为本病主要病理机制是中气虚，局部有络脉瘀痹。治宜补益中气，运化痰饮，复护溃疡创面，促进组织新生。方中黄芪、炒党参、炙甘草、茯苓是补益中气、理脾健运的首选药。其中黄芪是传统治疗体表溃疡、久不收口的要药，从其生肌的作用来说对消化性溃疡的愈合是有益的，巨大溃疡时须重用60g。此外，炙甘草、赤芍止痛，白及止血生肌，当归、制乳香通络行瘀，吴茱萸、海螵蛸温化痰饮，三七粉祛瘀生新。

【引自】田元祥.内科名家医案精选导读.北京：人民军医出版社，2007.

◆读案心悟

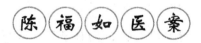

（陈）（福）（如）（医）（案）

【辨证治则】胃脘胀痛，久病成瘀，胃有湿疾，采用化痰祛湿论治，使清升浊降。

张某，女，46岁。1987年6月15日初诊。患者自诉患胃脘痛病史15年，长期经中西医治疗，屡治不愈，近3年胃痛发作较频，失去治疗信心。分别于1985年3月和1987年5月在某市医院做纤维胃镜和病理活检诊断为慢性萎缩性胃炎（中度）。现症见胃脘胀痛，进食后尤甚，嗳气频作，反吐清水，纳呆乏味，体胖神疲，大便稀烂而量少，舌质淡胖而暗，苔白腻，脉沉细滑。中医诊断为胃脘痛、痞满。

【辨证】脾胃虚寒，痰湿内蕴。

【治法】健脾化痰，温胃散寒。

【处方】白术、苍术、川厚朴、草豆蔻、半夏各15g，延胡索、干姜、陈皮各10g，木香（后下）、升麻各6g，炙甘草、柴胡各3g。水煎服，每日1剂。

二诊：7月4日，服上方15剂后，胃脘胀痛诸症明显减轻，纳食增加。药已中病，宗上法出入或加天南星、茯苓化痰祛湿，或增党参、黄芪之类健脾益气，或入肉桂、丁香、高良姜之属温中散寒，或以左金丸降逆化浊。

经治半年后，胃脘痛诸症悉解，间有嗳气，余无不适。继用陈夏六君子汤、黄芪建中汤之类调治半年，胃脘痛未再发作。1989年7月又在某市医院经胃镜和病理活检复查，未见异常。

◆ 解析

慢性萎缩性胃炎，目前尚无特异性的治疗，部分病情还有可能产生恶变。若能严格遵循中医辨证论治的原则，结合胃镜和病理活检的微观所见，运用中医治疗，可使病情逆转。《冯氏锦囊秘录》中说："肥人体倦，脾胃不和，食少饱闷，此胃有湿痰，郁滞中焦，以致清阳不升，浊阴不降，痞塞填满。"故治以化痰祛湿，使清升浊降，则能恢复脾胃的健运功能。方中用升麻和少量柴胡，使肝气得以升发，而有助于脾气的升清。脾气的升清也有利于浊降痰除，促进疾病的痊愈。

◆ 读案心悟

【引自】陈福如.临床用健脾化痰法治疗慢性胃炎15例.新中医杂志，1995，29（10）：215－216.

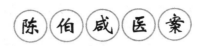

【辨证治则】本案患者胃脘痞胀痛，饥饿时加重，纳食后则胀满，辨证属肝胃不和，肝郁胃滞。治宜疏肝和胃化滞。

马某，女，57岁。1990年3月2日初诊。患者自诉胃脘痞胀痛反复发作1年余，饥饿时加重，纳食后则减轻。胀满，呕恶不适，有时疼痛如绞，呈痉挛样，食欲减退，舌质红，苔白腻，脉细弦。胃镜检查诊断为慢性萎缩性胃炎，胃黏膜呈灰红色伴水肿。中医诊断为胃脘痛、痞满。

【辨证】肝胃不和，肝郁胃滞。

【治法】疏肝和胃化滞。

【处方】柴胡10g，白芍15g，香附10g，木香20g，延胡索、枳壳、陈皮、清半夏、砂仁各10g，吴茱萸3g，黄连6g，丹参15g，炒川楝子、郁金、茯苓各10g。

水煎服，每日1剂。服上药10余剂后，胃胀痞闷感明显减轻，嗳气反胃、呕恶不适感渐消，食欲增加。但由于饮食不注意，过食酒肉后突发胃脘刺痛，呕吐恶心，头晕，腹胀如鼓，舌苔白腻，脉濡数。辨证属胆胃不和，湿浊郁于胃腑。治宜疏肝利胆，和胃化浊。

【处方】黄连6g，竹茹、陈皮、清半夏、茯苓、焦山楂、枳壳、佩兰、白豆蔻、厚朴、延胡索、炒川楝子各10g，白芍15g。

水煎服，每日1剂。服上药6剂后，胃脘疼痛、胀满逐渐缓解，呕吐、恶心减轻，现纳呆，无食欲，周身疲乏无力，两胁窜痛不适，舌质淡，舌苔白腻，脉细弦，以疏肝健脾治之。

【处方】台参15g，炒白术、茯苓、陈皮各10g，白芍15g，香附、砂仁、柴胡、当归、清半夏、枳实各10g，丹参15g，鸡内金、延胡索、炒川楝子各10g。水煎服，每日1剂。

守方加减服用30余剂后，精神增，体力强，纳食如常，胃胀痛消失。上方10剂配为散剂，每次服用6g，每日3次。2个月后复查，症状完全消失，胃镜检查提示为胃黏膜颜色、形态正常。随访1年来未见复发。

◆ 解析

　　陈老用柴胡疏肝散化裁治疗，方中用柴胡、白芍疏肝养肝；陈皮、茯苓、枳壳畅调气机，化郁和中；郁金、香附、丹参、延胡索活血化瘀，行气止痛。二诊患者胃胀痞闷感明显减轻，嗳气反胃、呕恶不适感渐消，辨证属胆胃不和，湿浊郁于胃腑，治宜疏肝利胆，和胃化浊。陈老用黄连温胆汤与三仁汤化裁治疗，方中用黄连、竹茹清胆胃郁热；陈皮、清半夏、茯苓疏气化痰；佩兰、枳壳、厚朴健脾和中化浊；白芍疏养肝气。

【引自】李汉文.陈伯咸主任临床经验拾萃.山东中医，1995,6（8）：38.

◆ 读案心悟

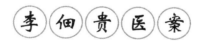

李佃贵医案

【辨证治则】本案患者长期饮食不节，情志不舒，导致肝胃不和，脾失健运，湿浊中阻，采用化浊解毒、养肝化瘀的方法论治。

　　患者，男，57岁。2003年1月4日初诊。患者自诉胃脘痞满、疼痛2年，加重1个月。2年前由于饮食、喝酒、吸烟等不良习惯开始出现胃部胀满不适偶伴胃灼热、嗳气、疼痛，生气及食冷后明显，未到医院系统检查治疗，只间断服用过"疏肝健胃丸、快胃片、胃速乐"等药物治疗，病情无明显好转，且有逐渐加重趋势。1个月前自觉胃脘部痞满，较前加重，且疼痛明显。现症见胃脘部痞满、疼痛，纳后明显，纳呆，口中黏腻，有异味，面色萎黄垢浊，大便每日2～3次，排之不爽，小便浅黄，舌红，苔黄根部腻，脉弦细滑。做胃镜及病理检查诊断为慢性萎缩性胃炎伴重度肠上皮化生，幽门螺杆菌（＋）。肝胆脾B超检查提示为胆囊息肉。中医诊断为痞满，辨证属肝郁犯胃，浊毒内伏；西医诊断为慢性萎缩性胃炎。

【治法】疏肝健脾，活血止痛。

【处方】百合、紫豆蔻、郁金、金银花、茵陈各12g，白芍、蒲黄、黄连、黄芩、大黄各9g，白芷、延胡索、鸡内金、砂仁、柴胡、白花蛇舌草、半枝莲、半边莲各15g，茯苓5g，白术6g，三七粉2g。

水煎服，每日1剂。服上药后，自觉胃脘痞满、口中黏腻较前减轻，仍疼痛、纳呆。后仍依化浊解毒、疏肝活血健脾为法调整方药，治疗3个月后复查胃镜提示为肠上皮化生消失。目前患者改为3日1剂，以巩固疗效。

胃肠病

名医验案解析

◆ 解析

患者积浊成热，热壅血瘀成毒，最终浊毒内伏血络。故而胃脘痞满、疼痛，口中黏腻无味，舌红，苔根部黄腻，脉弦细滑，且胃镜病理检查诊断为慢性萎缩性胃炎伴重度肠上皮化生。治疗上紧紧抓住上述主要矛盾，采用化浊解毒、疏肝健脾、活血止痛之法，使肝气调达，脾胃健运，浊邪得化，毒邪祛除，瘀血不留，胃络畅通，从而病症好转，肠上皮化生消失。

【引自】陈道辉.李佃贵采用疏肝健脾法治疗慢性胃炎临床6例.四川中医杂志，2004，25（10）：25－27.

◆ 读案心悟

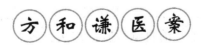

方 和 谦 医 案

【辨证治则】本案患者长期饮食不节，造成脾胃虚弱，运化、受纳功能减退，气机不畅，气阴亏虚，治以和胃止痛、行气宽中。

刘某，女，21岁。2005年7月14日初诊。患者自诉胃脘胀痛5年，加重3日，伴恶心。患者因住校就餐，饥饱不均，出现胃脘胀痛。在本地医院做胃镜检查诊断为慢性胃炎。用药不详，疗效不明显。现症见胃脘胀痛，饥饿时明显，伴恶心、呃逆、呕吐，无反酸，腹胀，头晕，纳呆，二便调，睡眠佳，舌质淡红，苔薄白，脉平缓。2002年做胃镜检查诊断为慢性浅表性胃炎，反流性食管炎，幽门螺杆菌（－）。西医诊断为慢性浅表性胃炎；中医诊断为胃脘痛。

【辨证】胃虚气滞证。

【治法】补中和胃法。

【处方】香砂六君子汤加减。党参、茯苓、炒白术各10g，炙甘草6g，陈皮10g，法半夏6g，砂仁（后下）5g，焦神曲6g，莱菔子5g，炒枳壳6g，干姜2g，大腹皮、干藿香各5g，炒谷芽15g，大枣4g。

水煎服，每日1剂，4剂。嘱饮食宜软、烂、熟、温为佳。

二诊：服上药4剂后，胃脘胀痛好转，已不恶心，仍感腹胀，纳可，便可，舌质淡红，苔薄白，脉平缓。前方奏效，效不更方。上方加佩兰6g，继服7剂。饮食宜忌同前。

三诊：服上药7剂后，胃脘胀痛消失，仍感腹胀，口干，纳少，便可。治宜理气和胃。上方加郁金、香附各6g，木香3g。水煎服，每日1剂，7剂。饮食宜忌同前。

名医小传

方和谦，首都医科大学附属北京朝阳医院主任医师、教授，全国老中医药专家学术经验继承工作指导老师，"首都国医名师"。临床擅治多种疑难杂症。对呼吸系统、心脑血管及消化系统疑难杂症的治疗有独到之处。方和谦用药药少力专，病人称赞"方老药味少，味道不难喝，还解决问题"。

◆ 解析

患者胃脘胀痛不适、腹胀、纳呆；胃气以降为顺，胃气不降反而上逆则恶心、呃逆、呕吐；清阳不升，则头晕。故病位在脾胃，病性为虚实夹杂。用香砂六君子汤健脾益气和胃，补后天之本，滋气血生化之源。本案在香砂六

◆ 读案心悟

君子汤的基础上，加枳壳行气宽中除胀；莱菔子消食降气；炒谷芽、焦神曲消食和中，健脾开胃；大腹皮下气宽中；干姜温胃止呕，藿香解暑化湿：大枣补脾和药。二诊时考虑到正值暑季，患者常有暑温夹湿的现象。因此加入佩兰以芳香化湿。三诊时胃痛已愈，仍腹胀、口干，说明气机仍然不畅，遂加郁金、香附疏肝理气；木香行气调中。香砂六君子汤出自《医方集解》，治疗脾胃气虚、寒湿滞于中焦之脘腹胀满疼痛等。本案准确运用经方，根据季节特点，灵活加减用药，而获此良效。

【引自】贺兴东，等.当代名老中医典型医案集·内科分册.北京：人民卫生出版社，2009.

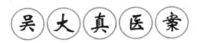

吴 大 真 医 案

【辨证治则】为脾虚夹瘀、瘀阻胃络之候，治以化瘀和胃。

徐某，男，30岁。1984年1月6日初诊。素患胃疾，屡治未愈，形体消瘦，面晦无华，纳呆脘胀而痛，犹如针刺，掣及胸膺，二便尚调，舌紫暗，苔薄白，脉弦细。1983年10月29日在某医院经纤维胃镜检查，诊断为慢性浅表性胃炎，胃窦部萎缩性胃炎，十二指肠壶腹部炎症，食管炎。中医诊断为胃脘痛、痞满。

【辨证】中虚已久，瘀阻胃络，气机不利。

【治法】培中土，化瘀滞，调气机。

【处方】生黄芪30g，三七粉（分吞）2g，玉蝴蝶、莪术、凤凰衣各6g，甘松、鸡内金、徐长卿各10g，服6剂。

二诊：药后脘痛显减，胀感亦松，偶觉口干，舌脉同前，原方既服，不必更方，照方加川石斛12g，服10剂。

三诊：经服上方益气化瘀之品，神疲渐复，胃痛已减，纳谷显增，舌有紫气，苔薄白，脉细，前药合拍，毋庸更改，续予散剂以善其后。

【处方】生黄芪80g，玉蝴蝶、凤凰衣各40g，鸡内金、甘松各50g，生白术、生白芍各60g，莪术、炙甘草各30g。

上药研极细粉末，每日3次，每次3g，饭前服，配2料，服散剂月余，体重明显增加，面色较前大有好转，胃痛未作，纳谷大增，已能正常上班，于同年4月16日在当地再做胃镜复查，诊断为轻度慢性浅表性胃炎，苔薄白，脉细，续予以上散剂1料，服毕，纳谷正常，体重续增，能坚持全日工作，嘱其再服1料散剂，巩固之。

◆ 解析

◆ 读案心悟

此证久患胃疾，四诊合参，属于脾虚夹瘀之候，故方以黄芪配莪术为主，益气化瘀，攻补兼施；方中甘松、徐长卿甘温理气消胀，缓急止痛；鸡内金配生白术补脾胃助消化，化痰涎，逐瘀滞，对萎缩性胃炎疗效可靠，二者均以生用为妙；玉蝴蝶、凤凰衣合用，有补虚宽中，促进食欲之效。待病情稳定，改服散剂，一则服用方便，患者易于坚持，以巩固疗效；二则有利于药物充分吸收，临床应用，屡屡奏效。

【引自】陈声生，等.名中医脾胃科绝技良方.北京：科技文献出版社，2009.

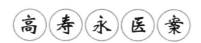

高 寿 永 医 案

【辨证治则】患者脾胃不和，瘀热中阻。治拟健脾和胃、清解瘀热。

陆某，女，63岁。胃脘胀痛10余年，近年来益甚，曾做纤维胃镜示慢性萎缩性胃炎，病理示重度肠上皮化生，轻度不典型增生，幽门螺杆菌[14]C尿素呼气试验阴性，屡经中西药治疗效不显而来门诊求治。刻下：胃脘灼热刺痛，胀满不舒，口苦口干，形瘦，纳食少馨，脉细弦，舌苔薄腻少润，舌下静脉淤滞。诊断为慢性萎缩性胃炎。中医诊断为胃脘痛、痞满。

【处方】"萎胃安"加减。太子参9g，炒白术9g，丹参9g，柴胡6g，赤芍、白芍各9g，炙甘草3g，徐长卿15g，白花蛇舌草30g，炒黄芩9g。

服药1个月后胃脘刺痛胀满明显减轻，谷纳亦馨，但感嘈杂，便溏不实，增以香扁豆、怀山药、炒楂曲等，连续加减服用上方7个月后，诸症基本消失，复查纤维胃镜示浅表萎缩性胃炎，病理示轻度肠上皮化生，不典型增生消失，[14]C尿素呼气试验阴性。

◆ 解析

此方以太子参、炒白术为君药。太子参甘平，功似人参而力薄，为补气药中清补之品，健脾运而不燥，鼓舞清阳，振动中气而无刚燥之弊，且能久服，然气滞脘胀者慎用。白术苦、甘、温，既可培补脾胃，又能燥湿助运，两者相配，脾运得健，中气充足，气行则血行。以丹参、赤芍、白芍为臣药，凉血活血，和营通络，血流通畅，热无所依，且能改善胃黏膜血流量，以柴胡、黄芩为佐药，一升一降，平调脾胃之气机而助纳运。以白花蛇舌草、徐长卿为使药，清热止痛，兼顾虚实夹杂。

【引自】陈声生，等.名中医脾胃科绝技良方.北京：科技文献出版社，2009.

◆ 读案心悟

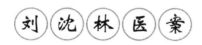

刘沈林医案

【辨证治则】脾胃虚弱，运化不健，中焦气机阻滞，故见胃脘痞胀，纳差，腹泻等症。采用温中健脾、活血止痛的方法治疗。

黄某，男，56岁。2009年10月5日初诊。患者于2009年8月经胃镜和病理诊断为慢性萎缩性胃炎，伴肠化生，伴中度不典型增生，幽门螺杆菌（＋）。已先后两次口服抗菌药物治疗。近1年多来，胃胀痞塞不舒，有时胃痛隐隐，思想顾虑较多，不耐疲劳，肢倦乏力，多食则胀甚，矢气多，气味较重，大便溏而不实，每日1～2次，尤易出汗，不动亦汗多。舌苔薄白质淡红，边有齿印，脉细。

【辨证】脾胃虚弱，气机郁滞。

【治法】益气健脾，疏调气机。

【处方】炙黄芪15g，炒党参15g，炒白术10g，怀山药30g，茯苓15g，炒白扁豆15g，陈皮5g，煨木香10g，砂仁（后下）3g，制香附10g，炙刺猬皮10g，石见穿15g，炙甘草3g。

二诊：2009年10月19日。胃脘痞胀有所改善，唯食欲欠佳，便溏，舌苔薄白，脉细。治再补益脾胃，以助运化。

【处方】炙黄芪15g，炒党参15g，炒白术10g，怀山药30g，炒薏苡仁15g，煨木香10g，砂仁（后下）3g，炮姜炭5g，川朴10g，陈皮5g，炙刺猬皮10g，莪术10g，石见穿30g，炙甘草3g。

三诊：2009年11月3日。服药以来，症状渐有改善，脘腹较舒，大便已成形，食欲转振。出汗较多，气短乏力。治宜调运中焦，佐以益气敛汗。

【处方】炙黄芪15g，炒党参15g，炒白术10g，茯神15g，怀山药30g，陈皮5g，煨木香10g，炙刺猬皮10g，莪术10g，石见穿30g，糯稻根15g，浮小麦30g，五味子5g，炙甘草3g。

经治以来，诸症俱减，食欲转振较佳。后以上法调治服药，至2010年5月经胃镜复查：慢性浅表萎缩性胃炎伴肠化生，中度不典型增生消失。

◆解析

《杂病源流犀烛》云："痞满，脾病也，本由脾气虚，及气郁不能运化，心下痞塞填满。"《证治汇补·痞满》语："大抵心下痞闷，必是脾胃受亏，浊气夹痰，不能运化为患。"一诊时治以补气健脾，理气和中，方选参苓白术散加黄芪、刺猬皮、石见穿等。药后痞满减轻，而脾阳不振，故二诊加炮姜、厚朴温中助运。治疗后脾升胃降有序，而气虚表弱，汗出气短明显，三诊时再予调运中焦，药加糯稻根、浮小麦、五味子益气敛汗。施治过程以脾胃虚弱为本，或调气，或温运，或敛汗，随症加减，治获良效。慢性萎缩性胃炎伴肠化生，胃黏膜中度不典型增生，是胃癌的癌前病变，根据"治未病"之理论，当防患于先。故患者虽无癌毒内聚，瘀血痰阻之征，也应在调理脾胃的基础上佐以清热解毒和络之品。

【引自】刘沈林.刘沈林医案医话选.北京：人民军医出版社，2013.

◆读案心悟

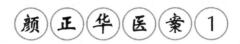
颜 正 华 医 案 ①

【辨证治则】湿阻气机则胃脘痞闷、泛恶欲吐。治宜利湿温脾、活血解毒。

陈某，女，58岁。2010年7月17日初诊。患者于2010年3月经胃镜检查诊断为慢性浅表萎缩性胃炎，肠上皮化生，局部腺上皮轻度不典型增生。近2个月来，胃部撑胀，食后尤甚，甚则胃痛，晨起泛恶欲呕，食欲缺乏，大便时溏，舌苔白腻，脉细弱。

【辨证】脾虚生湿，中阳不运。

【治法】化湿醒脾，理气和中。

【处方】藿香10g，川朴10g，陈皮5g，法半夏10g，炒苍术10g，茯苓15g，炒薏苡仁15g，白豆蔻（后下）3g，煨木香10g，香橼皮10g，炙鸡内金10g，石见穿15g。

二诊：2010年7月24日。胃部胀满渐消，症状有所改善，舌苔薄白腻，脉细。湿浊渐化而脾运未复，宜再醒脾化湿，调运中都。

【处方】炒党参15g，炒白术10g，茯苓15g，炒薏苡仁15g，白豆蔻（后下）3g，木香5g，陈皮6g，川朴10g，佩兰10g，怀山药15g，炙甘草3g，石见穿15g，焦山楂、炒神曲各15g。

三诊：2010年8月8日。药后症状进一步改善，脘腹无胀痛，食欲较振，大便成形。因对"癌变"有顾虑，夜寐欠安。后以上方去藿香、川朴、白豆蔻仁，加炙黄芪15g，莪术10g，炙刺猬皮10g，合欢皮10g，继服。患者坚持服药治疗，至2010年12月底胃镜复查，除浅表萎缩性胃炎外，未见不典型增生。

◆ 解析

此案病机为湿蕴中焦。中焦戊己之乡，失运则水湿内生。脾失健运则食运不化、纳谷不香。治以化湿醒脾，理气和中，方选藿朴夏苓汤化裁。《医原》云"湿多者……治法以轻开肺气为主。肺主一身之气，肺气化，则脾湿自化，即有兼邪，亦与之俱化。宜用藿朴夏苓汤，体轻而味辛淡者治之，启上闸，开支河，导湿下行，以为出路。"诸药配伍，芳香、淡渗并用，共奏化湿行气之功。二诊时湿邪化解，脾虚未醒，转予香砂六君丸化裁醒脾化湿，调运中都。药后脾健湿化，再诊去芳香

◆ 读案心悟

化湿之藿香、川朴、白豆蔻仁，加炙黄芪、莪术、炙刺猬皮等益气活血。案治均加石见穿清热解毒活血，乃辨病用药，以治不典型增生。

【引自】尹国有，等. 国医大师内科验案精选240例. 北京：人民军医出版社，2013.

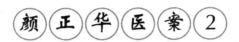

颜正华医案 2

【辨证治则】胃病日久，肝气郁结，郁而化热，横逆犯胃，以致反酸、嗳气、口苦、烧灼。治宜清热化湿、解郁利肝。

曹某，女，64岁。2006年5月24日初诊。患者素有胃病史多年，曾查胃镜为慢性萎缩性胃炎伴肠化生，近来反酸、嗳气频作，口干口苦，胸膈及胃脘烧灼难受，性情急躁，咽部闷塞如有异物，咳痰量少白黏，食欲缺乏，大便溏烂，舌质红，苔薄黄，脉细弦。

【辨证】肝胃不和，郁而化热。

【治法】清泄郁热，疏和降逆。

【处方】旋覆花（包煎）10g，代赭石（包煎）30g，川连3g，淡吴茱萸15g，煅瓦楞粉（包煎）30g，法半夏10g，陈皮6g，枳壳10g，紫苏梗10g，炒竹茹10g，炒栀子10g，生甘草3g。

二诊：2006年6月1日。嗳气、反酸渐少，烧灼感也较前减轻，唯口中干苦，咽部闷堵，大便较溏。舌苔薄黄质红，脉细弦。郁热未清，胃气尚未和降。再以疏降调气，清泄郁热治之。

【处方】旋覆花（包煎）10g，代赭石（包煎）30g，川连3g，淡吴茱萸5g，紫苏梗10g，枳壳10g，桔梗6g，法半夏10g，陈皮5g，南沙参15g，煅瓦楞粉（包煎）30g，炒建曲15g。

三诊：2006年6月8日。反酸、烧灼感基本消失，咽部较少堵塞，大便或干或溏，腹部有时饱胀，嗳气不多。舌苔薄白腻，脉细小弦。肝胃郁热渐清，脾虚未复，予益气健脾，疏和胃气再进。

【处方】太子参15g，炒白术10g，茯苓15g，怀山药15g，木香10g，砂仁（后下）3g，陈皮5g，法半夏10g，枳壳10g，紫苏梗10g，炙甘草3g，蒲公英15g。

◆ 解析

◆ 读案心悟

华岫云曰："肝病必犯土，是侮其所胜也……若一犯胃，则恶心干呕，脘痞不食，吐酸水、涎沫；克脾，则腹胀，便或溏或不爽，肢冷肌麻"。治以清泄郁热，疏和降逆。方取左金丸苦降辛散；旋覆花、代赭石降逆下气；陈皮、半夏行气和胃；栀子、竹茹清热止呕；枳壳、紫苏梗宽中和胃；瓦楞子化痰、制酸。药后症状改善，因虑其苦寒太过，易伤胃阳，故二诊时去栀子、竹茹，加沙参等养阴和胃。药后肝胃郁热渐清，而脾虚不运，腹胀、便溏，再以香砂六君丸化裁，益气健脾，疏和胃气。全案治法用药，紧扣病机，突出辨证，取效颇良。

【引自】尹国有，等. 国医大师内科验案精选240例. 北京：人民军医出版社，2013.

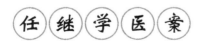

任 继 学 医 案

【辨证治则】本案以反吐清水，便溏不爽，四肢欠温，腹部畏寒，脉沉细为特点，乃中焦虚寒，中阳不振之象。阳虚之体，非温不和。治以益气健脾、温中和胃为主。

尤某，女，72岁。2000年12月9日初诊。患者近数月来反吐清水，晨起较多，口中渗涎，胃部胀满，食欲缺乏，便溏不爽，四肢欠温，腹部畏寒怯冷，背部尤觉冷风袭人。胃镜检查：慢性浅表萎缩性胃炎伴肠化生，幽门螺杆菌（－）。舌质偏淡，苔薄白，边有齿印，脉沉细。

【辨证】中焦虚寒，胃气失和。

【治法】益气健脾，温中和胃。

【处方】炒党参15g，炒白术10g，茯苓15g，姜半夏10g，陈皮5g，制附子5g，淡吴茱萸5g，益智仁10g，木香6g，砂仁（后下）3g，炙甘草3g，生姜3片（自备）。

二诊：2000年12月17日。药后反吐清水有所减少，胃胀已轻，大便仍溏，背部怕冷。舌苔薄白质淡，边有齿印，脉细。中虚胃寒，阳气不足，再拟温运中阳，调和胃气。

【处方】炒党参15g，炒白术10g，炮姜3g，姜半夏10g，陈皮5g，制附子5g，淡吴茱萸3g，桂枝5g，白芍10g，砂仁（后下）3g，炙甘草3g，益智仁10g，海螵蛸15g，生姜3片（自备）。

三诊：2000年12月22日。服药以来，诸症俱减，清水已少，畏寒怕冷症状减轻，大便转实。舌苔薄白脉细。脾胃之阳初复，阴寒减消，运化功能还宜调治。原方去制附子、淡吴茱萸、生姜，加茯苓15g，煨木香10g，炒建曲15g。患者以温中和胃为主，治疗1个月左右调理至愈。

名医小传

任继学，博士、研究生导师，长春中医药大学附属医院主任医师。1945年4月起从事中医心脑血管病、胃病、热病临床工作，为全国老中医药专家学术经验继承工作指导老师，吉林省名老中医。2009年被授予"国医大师"荣誉称号。获得"白求恩奖章"一枚。享受国务院政府特殊津贴。

◆ 解析

方选香砂六君丸健脾和胃，加吴茱萸温胃散寒，制附子温振中阳，益智仁温脾摄涎，药后症虽稍减，痼寒未散。故二诊再加炮姜、桂枝以增散寒祛阴，温运中阳之力。三诊时，脾胃之阳已复，中焦阴寒渐消，仍用香砂六君丸化裁，健脾理气，温中和胃，调理至愈。

【引自】王之虹，等.任继学医案精选.北京：科学出版社，2015.

◆ 读案心悟

第七章　胃下垂

　　胃下垂是指人体处于站立位置时，胃的下缘抵达盆腔，胃小弯弧线最低点降至髂嵴连线以下者。胃下垂多发病于体型瘦长者、多次孕产的女性、长期患有慢性消耗性疾病的患者及腹壁松弛而腹肌无力的中老年人。

　　轻度胃下垂患者一般没有明显的不适症状，下垂明显者可出现腹部不适、饱胀重坠感、嗳气不舒，餐后、站立、劳累后上述症状明显加重，还可伴有食欲缺乏、恶心、消化不良、便秘等现象。此外，长期胃下垂的患者还会出现一些全身性症状（如明显消瘦、贫血貌等），部分患者可同时伴有头晕、目眩、乏力、手足出汗、失眠、心悸等自主神经功能紊乱的症状。胃下垂严重时，可同时伴有肝、肾、结肠等其他内脏下垂的现象，而这些病症又极易妨碍患者消化吸收，会引起消瘦，而进行性消瘦又会促进胃下垂加重，从而形成恶性循环。

　　中医学认为，胃下垂最根本的病因是人体气血亏虚，中气下陷所致。属于中医学"胃缓"范畴。

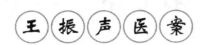

【辨证治则】水湿停聚胃脘，升降痞阻，运化失常，清气下陷，浊气上逆，为脾胃病理。治以理气和中。

陈某，男，46岁。1997年3月12日初诊。脘腹胀痛5年余。经胃镜检查为糜烂性胃炎（以胃窦部为主）；X线钡剂摄片检查提示慢性胃窦炎、胃下垂（胃小弯角切迹低于髂嵴连线下4.5cm）；B超示胃腔充盈后，下移入盆腔内，肝脾未见异常；肝功能正常，乙肝两对半全阴。经中西医多方治疗未获满意效果。刻诊：上腹饱胀，餐后尤甚，脐下隐痛，绵绵不休，嗳气频频，时有反酸，嘈杂似饥，肠鸣便溏，形体消瘦，倦怠乏力，躺卧较舒，背心冷感，纳少易饱，平素嗜酒，舌苔白厚而腻，脉濡缓。中医诊断为胃缓、胃胀。

【辨证】水湿浸渍，胃缓不运。

【治法】燥湿化饮。

【处方】平胃散合枳术汤化裁。炒苍术30g，陈皮15g，炒川朴20g，甘草3g，广木香15g，西砂仁6g，炒枳实、鸡内金各10g，法半夏15g，茯苓20g，大腹皮15g，石菖蒲10g。5剂，并嘱戒酒。

二诊：药后胀痛大减，饮食增进，精神振作。遵原方加神曲以化食解酒。10剂。

三诊：诸证均除，X线钡剂复查为慢性胃炎，未见下垂。遂改服香砂养胃丸。随访2年未见复发，胃纳如常，形体渐丰。

◆ 解析

朱丹溪谓："湿气内停，遂成胀满。"由于水湿长期浸渍胃脘，致使胃肌（包括胃韧

◆ 读案心悟

带）、腹肌松弛，而形成胃下垂。本案由于胃湿素重，又嗜啤酒，湿淫于内，脾不能克制，湿困脾胃，出现脘腹胀满，食少易饱，脐下隐痛，嗳气反酸，肠鸣便溏，形瘦倦怠，背冷乏力等，均为湿土太过、清阳不升、浊阴不降、升降痞阻的症状。《金匮要略》曰："其人素盛今瘦，水走肠间，辘辘有声，谓之痰饮。"宋·许叔微称之为"癖囊"（饮停胃脘或胃潴留），所以，治遵许学士"燥脾以胜湿，崇土以填科臼"之法。主以炒苍术燥湿健脾；湿阻则气滞，所以用炒川朴、广木香、炒枳实、大腹皮等行气助运，气行湿亦行；茯苓、半夏、陈皮、甘草为二陈汤，燥湿化痰，理气和中；复以石菖蒲宣气消胀，且与砂仁、苍术、神曲合用以解酒化饮。诸药共奏调气暖胃、化宿食、消痰饮之功，湿去则升降复常，而下垂之胃体得以上升。

【引自】王振声.平胃散合枳术汤治疗胃下垂5例.辽宁中医，2001，20（25）：17.

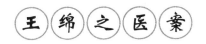

王绵之医案

【辨证治则】本案胃痛多年，缠绵不已。"经几年宿病，病必在络"，络中血瘀，故见痛如针刺而有定处、大便色黑、舌边紫斑等症。采用活血化瘀，理气建中的方法论治。

曾某，女，37岁。1996年2月7日初诊。胃病史7年，近2个月来，脘腹坠胀，躺卧则舒，脐腹隐隐刺痛，嗳气，时反酸，得食虽可缓解，但食后痞胀不堪，以致食少易饱，大便结时带黑色，2日1行，经汛后期，量少。视其面色不华，形体消瘦，舌质暗，边有瘀点数处，大者似米粒，小者如针尖，舌苔薄黄，脉弦涩，脐下压痛明显。经多次X线钡剂检查为胃下垂（胃小弯角切迹低于髂嵴连线下6cm），十二指肠溃疡。半个月前，复经胃镜检查提示十二指肠溃疡（活动期）、中度浅表性胃炎。治属胃络瘀阻，胃肌（包括膈肌、膈胃、肝胃韧带，腹肌等）失养，松弛无力以致下垂。中医诊断为胃缓、胃胀。

【治法】活血化瘀以濡养胃肌，理气消痞以降胃浊。

【处方】通幽汤、丹参饮、失笑散化裁。桃仁10g，红花6g，生地黄、当归各15g，炙甘草3g，丹参15g，檀香、西砂仁各6g，失笑散（先煎）12g，煅瓦楞子（先煎）30g，赤芍15g，三七末（吞服）3g，炒枳实12g。7剂。

二诊时，脐腹刺痛消失，大便软，每日1次，色黄。薄黄之舌苔已退，舌质依旧。仍拟上方加鸡内金10g，继进7剂。三诊时，诸症悉减，饮食增进。守原方去失笑散，坚持服用1个月后，舌边紫点明显减少并淡化。经X线钡剂加摄片检查，溃疡已愈，十二指肠溃疡、慢性胃炎，胃小弯角切迹在髂嵴连线下1cm，面色红润，经汛也调，精力充沛。

◆ 解析

由于长期胃络瘀阻，胃肌血供障碍，使膈肌悬吊乏力，膈胃、肝胃韧带松弛，形成胃下垂，症见脘腹坠胀，食少易饱，嗳气反酸，形体消瘦。其病机以实为主，投以活血化瘀以改善胃肌血供，强壮胃肌，恢复胃动力。以桃、红、归、地、丹、赤活血化瘀，改善胃肌血循；失笑散活血止痛；檀香、砂仁、枳实理气和胃止痛；瓦楞子祛瘀散结止痛；三七散瘀消肿止痛止血。针对瘀血阻络这一结局，治病求本，所以收效甚捷，且疗效稳固。

【引自】樊永平.王绵之临床医案存真.北京：中国中医药出版社，2014.

◆ 读案心悟

丁光迪医案

【辨证治则】本例胃痛由于气滞，气滞由于湿滞，湿邪停滞，导致清阳不升，中气下陷，下焦不化，湿浊没有出路，阴乘阳位，而为痛为胀。治以升阳化气。和胃助运。

何某，男，35岁。1988年5月初诊。患者胃痛多年，反复发作，形体瘦弱，倦怠无力，经多次检查，证实内脏下垂、慢性胃炎。多方治疗，时轻时重，不能痊愈。近来天气阴湿，胃脘痛胀骤加，不喜按，纳谷不香，口中乏味，时欲嗳气，又嗳不透，得嗳则痛胀稍舒，大便溏泻，每日1～2次，甚时欲遗屎，小腹下坠不适，小便迟涩。若小便通利，则腹中舒适，大便也能成形。舌苔厚腻，脉濡微弦。西医诊为胃下垂；中医诊为胃缓、胃胀。

【辨证】阳陷湿滞、气化不行之胃痛。

【治法】升阳和胃。

【处方】升阳和胃汤。柴胡9g，川芎7g，藁本10g，苍术10g，炙甘草4g，炒麦芽15g，炒神曲10g，桂枝10g，茯苓10g，泽泻10g，陈皮5g，藿香10g。

水煎服，每日1剂，两煎分4次温服，取量少化气而不助湿之意。服药5剂后自感甚适，身中有暖和之气，连得嗳气与矢气，小便畅行，痛胀随即减轻，知饥欲纳，舌苔薄白。原方继进5剂，症状即平。据述这是多年来未遇的佳效，以后随证调理，身体大有好转，胃痛很少反复。

◆ 解析

升阳和胃汤方中柴胡、川芎、藁本、炙甘草辛甘发散，升阳气，以散郁

◆ 读案心悟

止痛除胀；苍术、炒神曲、炒麦芽和胃运脾；伍以桂枝、茯苓、泽泻化气通阳。如此则清阳上升，气化湿去，胃痛脘胀均可随之缓解，而纳谷便溏，亦自复常。从而可知，张洁古以藁本、苍术二味治胃痛，李时珍以川芎、麦曲二味治湿泻，均有妙义。

【引自】单书健. 古今名医临证金鉴·胃痛痞满卷. 北京：中国中医药出版社，1999.

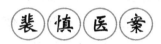

裴慎医案

【辨证治则】证系脾胃久虚，中气下陷。治以益气升提为宜。

李某，女，40岁。1973年12月18日初诊。患者腹胀已年余，近数月来血压偏低、月经不调，经中西医治疗，虽有好转，但腹胀不除，每于饭后，胃脘有重坠感，形体日瘦，面色萎黄。X线钡剂造影：胃小弯在髂嵴连线下12cm，排空延迟，诊断为胃下垂。中医初诊：脉虚大无力，舌胖嫩，不思饮，腹部触诊，脐下有块状物，压之有微痛，嗳气，纳减，大便不成形。诊断为胃缓、胃胀。

【辨证】脾胃虚萎，中气不足。

【治法】以益气升提为法。

【处方】加味补中益气汤。生黄芪30g，当归9g，党参15g，白术12g，升麻6g，柴胡6g，陈皮6g，炙甘草4.5g，茯苓9g，砂仁4.5g，香附6g，白芍9g，丹参15g，麦芽9g，生姜3片，大枣3枚。

按前法加减。水煎服，每日1剂，15剂为1个疗程。上方服15剂后，诸证好转，胃纳稍增。唯不时反酸，焦楂肉改为生麦芽，加瓦楞子12g。上方连服15剂，脘腹已感舒适，再经X线钡剂检查，胃已接近正常。嘱以上方制成丸剂继服，以巩固疗效。2个月后访问，已恢复健康，情况良好。

◆ **解析**

补中益气汤对本型的作用有4个方面：①升发下陷之清阳，而以升麻、柴胡为主药；②补益亏损之气血，肺为气之本，故用黄芪补肺而益气；脾为肺之本，故用人参、甘草补脾而益气，阳生则阴长，气旺则水充，因有形之血生于无形之气，故用当归合黄芪以补血；③因脾阳下陷，胃气受阻，气乱于中，清浊相干，故用陈皮、木香以利气；④恢复松弛之肌肉，"脾主肌肉"，肌肉的肥厚与瘦薄、伸张与收缩皆与脾有关，故用白术燥湿而强脾，合参、草则更具有补中益气之功。本例在补中益气汤中加茯苓以行水，香砂以利气，丹参以化瘀，白芍以止痛，麦芽以消食。并针对不同的兼证而依加减法用药，收到较满意的效果。

【引自】刘光.裴慎治疗胃下垂临床3例.辽宁中医杂志，1992（1）：10.

◆ **读案心悟**

张 羹 梅 医 案

【**辨证治则**】消化性溃疡病多属虚证，治宜补法、疏肝理气、培脾统血。

徐某，上腹部痛伴柏油样大便，反复发作已2个月。钡剂检查示胃和十二指肠复合溃疡、胃下垂（重度）。症见脘胁疼痛，腹部作胀，食后更甚，嗳气频作，大便色黑，脉沉细，苔白腻。肝气横逆，损伤脾胃，以致脾不统血。西医诊断为胃下

名医小传

张羹梅先生，精于医理，勤于临床，经验丰富，擅长治疗胃肠病证和内科杂病，在辨证论治和理法方药方面有其独到之处。所著《张羹梅医案》

垂；中医诊断为胃缓、胃胀。

【辨证】脾虚伤肝。

【治法】调理之法，应疏肝以理气，培脾以统血。

【处方】潞党参12g，炙黄芪12g，焦白术10g，茯苓12g，炙甘草3g，炒白芍18g，姜半夏9g，广陈皮4.5g，广木香4.5g，砂仁（后下）3g，瓦楞子30g，姜川黄连1.2g，吴茱萸3g。

以上方加减，共服100剂，大便隐血试验由强阳性转为阴性，体重由48kg增加至54kg。住院期间共做3次胃肠钡剂复查。1个月后复查，胃及十二指肠壁龛愈合。3个月后复查，胃下弯在髂嵴线下4cm，好转后出院。

是由上海科学技术出版社出版，本书收载有效医案八十余例，所载医案有现代医学明确诊断，应用中医学传统理论进行辨证施治，遣方用药恰到好处，疗效确切，有很高的临床指导价值。

◆ 解析

本患既是溃疡病，又有胃下垂，故用四君子加炙黄芪以增强补气之力，炒白芍柔肝缓急止痛，广陈皮、姜半夏和胃降逆，广木香、砂仁行气健胃，瓦楞子、姜川连、吴茱萸以制酸收敛、促进溃疡面愈合。诸药相伍，共奏理气疏肝、培脾统血之功。本患用此方稍作加减，服用百剂，病获痊愈。

【引自】张羹梅.张羹梅医案精选.上海：上海科学技术出版社，2001.

◆ 读案心悟

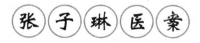
张 子 琳 医 案

【辨证治则】本例患者中焦虚寒，积气顶冲，采用温中健脾、和胃平冲的办法。

王某，男，49岁。1970年11月9日初诊。6年来胃脘顶冲疼痛，拒按，嗳气，有时反酸，不能见冷。且饭后腹胀，消化迟钝，体倦乏力。西医诊断为胃下垂，曾服中西药，并经多方治疗无明显效果。查：舌上无苔，脉弦紧。西医诊断为胃下垂；中医诊断为胃缓、胃胀。

【辨证】中焦虚寒。

【治法】温中健脾，理气止痛。

【处方】黄芪15g，炒白芍12g，桂枝10g，炙甘草6g，香附6g，良姜6g，川楝子10g，延胡索10g，云茯苓10g，半夏10g，陈皮6g，吴茱萸5g，鸡内金6g，生姜3片，大枣3枚。

水煎服，每日1剂。上方服4剂后，脘痛轻不嗳气，不反酸，食欲好，二便正常，唯似有顶冲感觉，脉沉而不紧。

上方去延胡索、鸡内金、生姜、大枣，加沉香5g，荔枝核10g，砂仁壳10g。上方服3剂，近日饭后胃脘胀痛，喜按，肠鸣辘辘，自觉有水，仍有顶冲感，脉沉紧。仍遵上法，照首方去香附、良姜、延胡索、鸡内金，加沉香6g，干姜6g，荔枝核10g，牛膝6g，炒小茴10g。上方加减，服用10余剂胃脘疼痛已愈，顶冲减轻，进食正常，脉沉弦。处以炒白芍12g，炙甘草6g，川楝子10g，紫苏梗6g，茯苓10g，沉香10g，吴茱萸6g，香附6g，良姜6g，怀牛膝10g，炒小茴6g，肉桂6g。服本方4剂后，诸证渐安。3个月后随访患者，只在饭后胃脘不舒，余无不良感觉，体重渐增。

◆ 解析

证之临床，胃下垂患者表现为积气顶冲、腹胀者，并非个别。坚持用沉香、半夏、牛膝、小茴等品而收效。若一味补中益气，升阳举陷，恐顶冲更甚，腹胀难减，故"辨病论治"必须时时结合"辨证论治"，如一时疏忽，必事与愿违。因此，有医治疗胃下垂，不问具体表现，皆投以补中益气治之，有见效者，亦有罔效者，原因就在这里。

◆ 读案心悟

【引自】王志明.张子琳教授临床应用疏肝健脾法治疗胃下垂12例.江苏中医杂志，1992，37（8）：28－29.

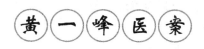

黄一峰医案

【辨证治则】元气耗伤，生机式微，清气不升而病加重。治以升清降浊，温阳止逆，调中祛瘀。

崔某，男，37岁。患胃病10年，曾先后4次合并胃出血，平时吞酸多。近1个月来，嗳气连连，昼夜不已，胃痛反复而作，大便溏结不一，四肢欠温，舌苔黄腻，脉象濡软。X线钡剂检查：胃呈低张型，小弯切迹位于髂嵴连线以下的6cm，大小弯未见龛影，十二指肠壶腹部变形，曲部无特殊。提示十二指肠溃疡、胃下垂。中医诊断为胃缓、胃胀。

【辨证】脾阳衰弱，清浊相混，久痛之必入络。

【治法】升清降浊，温阳止逆，调中祛瘀。

【处方】炙升麻、炙柴胡各2g，高良姜1.5g，制香附10g，制附子1.5g，公丁香2g，柿蒂3个，刀豆子15g，煅代赭石30g，五灵脂9g，沉香末（冲）1g，肉桂末（冲）1g，三七末（冲）2g。

水煎服，每日1剂。连服10剂，嗳气得平，脘痛渐减。再循原法图治，予以调气温中、消积化瘀之丁香烂饭丸，每日12g，丸剂缓图，以资巩固。

◆ 解析

东垣在《脾胃论》一书中，早立了"胃虚则脏腑经络皆无所受气而俱病""胃虚元气不足，诸病所生"的专论。故黄一峰在治疗胃肠疾病中，也比较注重升发脾胃之阳。认为只有脾气升发，谷气上升，元气才能充沛，生机才能旺盛，阴火得以潜降。反之，则脾气下陷，浊阴不降而成病。常见的有胃下垂、子宫

◆ 读案心悟

脱垂、痔垂脱肛等症。方中常用升麻，乃宗东垣升发脾胃阳气，以斡旋一身气机，达到升降并举，相辅相成，促使阴阳和调，气化正常。

【引自】崔应珉，等.中华名医名方薪传·胃肠病.郑州：郑州大学出版社，1997.

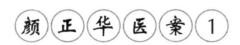

【辨证治则】此型患者脾胃虚弱不能上承津液、虚中有热。治则补气生津、和胃清热。

某患者，女，40岁。2004年2月初诊。主诉：胃脘隐痛、坠胀1年。食欲差，脘腹隐痛、坠胀，咽干唇燥，口干不欲饮，眠差，心烦，肠鸣，大便秘结，小便黄，舌红少津，脉数无力。既往有胃下垂、子宫脱垂、胃炎病史。西医诊断为胃下垂；中医诊断为胃缓、胃胀。

【辨证】脾胃久虚，热盛伤津。

【治法】补气益阴，和胃通腑。

【处方】党参12g，生黄芪15g，生白术15g，炒枳壳10g，陈皮10g，葛根5g，焦三仙各12g，白芍15g，炙甘草5g，麦冬15g，茯苓30g，黄精15g，玉竹15g，当归10g，制何首乌30g，火麻仁12g。

14剂。每日1剂，水煎服。服药1个月余，患者复诊称诸症缓解，疗效显著。

◆ 解析

症见唇红口燥，口苦口臭，烦渴喜饮，嗳气频繁，或有恶心呕吐，食后脘腹胀满，大便干结。舌红津少，脉象细数。治法：益气养阴。方用益胃汤、生脉饮合四君子汤加减。方

◆ 读案心悟

中党参、茯苓、陈皮、生白术，健脾益气、促脾运化；生黄芪、葛根升提中气；白芍、麦冬、黄精、玉竹、制何首乌滋阴润燥，益肾和胃；当归、火麻仁、炒枳壳养血润肠，通腑气。全方补润结合，升降相兼，益气扶中，和胃养阴，润燥通便，使阴生气复。

【引自】张冰，高承奇，邓娟，等.颜正华教授治疗胃下垂经验.中华中医药学报（原中国医药学报），2006，21（6）：354-355.

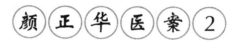

颜正华医案 ②

【辨证治则】患者中土素虚且有情绪不遂等诱因，肝木乘土，木土失和。治宜疏肝理气、健脾和胃。

某患者，女，46岁。2005年3月初诊。主诉：胃脘闷胀连及两胁3个月，加重半个月。半个月前因情绪波动，致胃脘闷胀甚，牵连两胁，伴纳呆，时有胃灼热，呃逆，心烦起急，口干口苦，眠差梦多，乏力健忘。经前乳房胀痛，末次月经2月15日，周期正常。大便干稀不匀。舌苔黄白，脉弦。2004年底被当地医院诊断为胃下垂。中医诊断为胃缓、胃胀。

【辨证】肝木乘土，木土失和。

【治法】疏肝健脾。

【处方】柴胡疏肝散合香苏散加减。柴胡10g，香附10g，陈皮10g，炒枳壳10g，党参10g，生白术15g，黄连5g，吴茱萸5g，首乌藤30g，栀子10g，葛根5g，焦三仙（焦山楂、焦神曲、焦麦芽）各10g，煅瓦楞子（先下）20g，生甘草5g。7剂，每日1剂，水煎服。

二诊：诉月经来潮，经前乳房未胀，胃脘仍感闷胀但两胁已无胀闷，食欲、睡眠好转，口苦、胃灼热减，仍眠差梦多，时有呃逆、心烦。舌苔薄白，脉弦。宗前法，上方去煅瓦楞子、焦三仙（焦山楂、焦神曲、焦麦芽），加旋覆花10g（包），炒酸枣仁20g。每日1剂，水煎服。14剂后，诸症大减。

◆ 解析

本例症见胃脘、胸胁胀满疼痛，食纳呆滞，嗳噫频作或嘈杂吞酸，郁闷烦躁，善太息。苔薄或薄黄，脉弦。治宜疏肝理气，健脾和胃。方用柴胡疏肝散、加味逍遥散合四君子汤加减。

方中柴胡、香附、陈皮、炒枳壳疏肝理脾，调理肝脾气机；党参、生白术、焦三仙、葛根健脾益胃，升提中气；黄连、吴茱萸、煅瓦楞子寒热并用，制酸止呕；何首乌藤、栀子清热除烦安神。综上，颜老临床治疗胃下垂以中气下陷为主，兼顾气阴不足、气虚饮停、肝郁脾虚等分型论治，围绕脾虚气陷，注重脏腑、气血、痰、食等因素。提示临证需详辨脾虚、肝郁、气阴不足、胃肠停饮等，主次兼顾、综合论治，才能有效地缓解症状。

【引自】张冰，高承奇，邓娟，等.颜正华教授治疗胃下垂经验.中华中医药学报（原中国医药学报），2006，21（6）：354-355.

◆ 读案心悟

第八章　胃黏膜脱垂

　　胃黏膜脱垂症是肥大、冗长、松弛的胃黏膜皱襞移行、游走于胃肠出口和入口处之病症。常见的是由于胃蠕动增强而推动胃黏膜皱襞滑入幽门管而脱入十二指肠壶腹部，或滑入胃十二指肠造口或胃空肠造口，有时可表现为食管的逆行套叠。临床可无症状，或仅有腹胀、嗳气等非特异性症状。本病可按临床表现分为有症状与无症状两类；亦有分为单纯性与混合性者，前者不伴有胃部器质性疾病，后者常伴有其他上消化道疾病，往往在检查胃肠疾病时偶然发现。患者以30～60岁为多见，男女之比为（2.5～3）：1。根据上消化道X线钡剂检查的统计资料，本病的检出率为1.3%～14%，平均6%。根据本病的临床表现，多属于中医学的"胃痛""痞满""反胃""呕吐""呕血""便血"范畴。

　　本病的治疗原则应当根据病情表现的轻重缓急，分清疾病的标本虚实及病位的在气在血，分别予以辨证施治。本虚为主者，当辨明气虚、血虚、阴虚或阳虚，气虚者益气固本，血虚者养血补血，阴虚者养阴生津，阳虚者温阳散寒。以标实为主者当治标为先，气滞证宜疏肝理气、解郁导滞，瘀热证当清热和胃，血瘀证应活血祛瘀或破血软坚散瘀，气血、阴阳、寒热、虚实证互相夹杂者当兼顾之。

张羹梅医案

【辨证治则】患者肝阴亏虚，恶心欲吐，食欲不振。治则养阴生津、补肝和脾。

戈某，男，52岁。1979年4月4日初诊。胃脘疼痛4年未愈。患者自1975年4月即患胃脘疼痛，呃逆，腹胀矢气，食欲缺乏，大便时干时溏，进食后胃脘疼痛增剧，但无反酸、呕吐等症状，虽经治疗效果不显，于1978年3月31日行X线钡剂检查，发现幽门管增宽，黏膜向十二指肠壶腹部突出，球底呈伞状，符合"胃黏膜脱垂"的X线所见。心电图检查正常。又先后于门诊服四君子汤、天台乌药散、小建中汤、香砂六君子汤、小陷胸汤、苓桂术甘汤、保和丸等均未获效。上述症状时轻时重，脘痛腹胀明显加重，且伴恶心欲吐，全身乏力，大便每日2次夹有不消化食物，食后腹痛加剧。患者于1979年9月4日来诊，其舌质鲜红，舌后部稍有薄腻苔，脉象偏弦，X线钡剂造影复查所见同上。中医诊断为胃痛、痞满、反胃。

【辨证】肝阴偏虚。

【治法】养阴生津，补肝和胃。

【处方】一贯煎加味。生地黄30g，沙参30g，枸杞子12g，麦冬15g，当归12g，川楝子12g，牡丹皮12g，台乌药24g。水煎服，每日1剂。

二诊服8剂后胃脘疼痛消失，患者因左侧腹股沟湿疹，暂转治湿疹。半个月后胃脘痛等症状复发，又改投前方加二陈，服4剂后，胃脘痛、纳差及腹胀等自觉症状又消失。拟再行钡剂X线复查，惜患者拒绝而未行，嘱其将前方再服12剂以巩固疗效，防止再发。11月20日随访，胃脘痛等症状愈后未发。

◆ 解析

本例胃脘痛，经X线检查诊为"胃黏膜脱垂"，见有脘痛、呃逆、腹胀矢气、进食后胃

◆ 读案心悟

脘痛加重等症状，多从脾气虚损进行辨证治疗。继前医用"健脾益气"诸方治疗无效的教训，观其舌质鲜红，脉象偏弦，舌质鲜红为阴分不足，脉弦主肝，故诊断为"肝阴偏虚"，用"滋补肝阴"的一贯煎加味而获效。方中加用牡丹皮、乌药者，取其活血凉血行气之功，是因舌质鲜红恐其化热，方中补阴凉血诸药恐有滞塞之弊耳。

【引自】张龑梅. 张龑梅医案精选. 上海：上海科学技术出版社，2001.

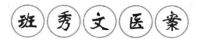

班秀文医案

名医小传

【辨证治则】 本案既有胃脘痛，又兼有发热症状。治以益气养阴，清热养血之法。

徐某，男，41岁。1963年12月6日初诊。主诉：上腹部疼痛，反复发作4年。患者于1959年患败血症，在某中心医院经抗生素、激素等治疗后痊愈，但诱发了溃疡病，反复发作上腹部疼痛，经各种中西医方法治疗无效。胃肠钡剂造影示胃溃疡和胃黏膜脱垂。近日上腹部疼痛加剧，同时伴发热，故来就诊。患者胃脘疼痛，迁延日久，内伤脾胃；近日又有发热，精神甚疲，头项胀，耳失聪，眼昏花，夜盗汗，饮食只进流食，大便时见黑色，乃伤其气。脉虚细，苔白腻。中医诊断为胃痛、痞满、反胃。《脾胃论》曰："内伤脾胃，乃伤其气""伤其内为不足，不足者补之。"宗东垣甘温除热法。

班秀文（1920—2014年），1990年被国家人事部、原卫生部、国家中医药管理局确认为国家级名老中医专家。从医60余年，治学严谨，医德高尚，擅长治疗内、妇、儿科疑难杂病，对不孕症造诣尤深。对中医经典著作和历代名家学术思想颇有研究。用药常从脾胃入手，主张辨证审慎，用药精专。专著有《班秀文妇科医论医案选》《妇科奇难病论治》。

【辨证】脾胃失常，中气不足。

【治法】益气养血，清热养阴。

【处方】红参3g，焦白术9g，云茯苓12g，炙甘草3g，全当归9g，川石斛12g，炒白芍9g，焦山药9g，佛手片4.5g，小川连1.5g，焦谷芽12g。

二诊，上药服4剂后，发热未作，盗汗已止，继续服上方。上药服至1964年1月3日时，胃脘胀痛已消失。后因黄连缺货，改用左金丸3g，吞服。于1964年2月19日胃肠钡剂造影复查：胃溃疡之壁龛消失，无胃黏膜脱垂之征象，但胃幽窦部黏膜较粗，似为炎症所致。上药服至1964年3月，饮食如常，无自觉症状。

◆ 解析

发热乃由于胃脘痛迁延日久，内伤脾胃，气不足而生热，可用《脾胃论》之甘温除热法。历代医书，甘温除热法多用补中益气汤。此处取其意而舍其方，应用归芍六君加黄连、石斛而成，既可益气养血、清热养阴，又可甘温而不伤阴，滋阴有助于清热。

◆ 读案心悟

【引自】冯志军，何明华.班秀文教授临床应用益气养阴法治疗胃黏膜脱垂8例.实用中医药杂志，1982，8（2）：125.

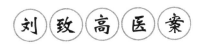

刘 致 高 医 案

【辨证治则】患者胃气不降，痞满壅塞，治以和胃止痛、通府生津之法。

栾某，女，53岁。1995年10月6日初诊。胃脘隐隐作痛，饭后痛重，胃脘有烧灼感，反酸，脘部胀满，嗳气频作。舌质淡红，苔腻微黄，脉弦而沉弱。经钡剂X线检查确诊为胃黏膜脱垂症。中医诊断为胃痛、痞满、反胃。

【辨证】寒热互结，中气虚弱，升降失常。

【治法】清热理气，温中止痛。

【处方】半夏泻心汤加味。半夏10g，黄芩10g，黄连10g，党参30g，干姜10g，附子10g，吴茱萸5g，枳壳30g，甘草10g，大枣6g。

5剂，每日1剂，水煎服。服上方后诸症减轻，继服原方加减20余剂，诸症消失，X线钡剂检查示胃张力、蠕动正常，无胃黏膜皱襞通过幽门进入十二指肠。随访半年未复发。

◆ 解析

此症是因胃窦部黏膜皱襞肥大、冗长、松弛而滑入幽门，阻碍气机，致使出现胃脘疼痛、胀满、嗳气、呕吐等症。以虚证为多，常用升阳益胃、温肾活血之法，但亦可见虚实夹杂、寒热互结之证。本例患者乃虚实夹杂、寒热互结之证，故以理气清热、温中止痛之剂平调阴阳而愈。

【引自】刘致高.应用和胃止痛法治疗胃黏膜脱垂临床12例.湖南中医杂志，2000，12（3）：58－59.

◆ 读案心悟

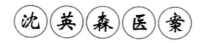

沈 英 森 医 案

【辨证治则】此乃脾阳不振，中气下陷，运化失权，湿自内生。拟补脾升阳，温中止痛，佐以化湿为治。

桂某，男，64岁。素来脾胃虚弱，时有胃脘作胀，饭后有下坠感，稍饮生冷或饮食不周则胃脘隐痛不适。1983年9月做X线钡剂检查提示重度胃下垂。

西医对症治疗无明显效果。于1983年12月8日来院门诊。自诉近半个月来胃脘隐痛发作，纳谷不馨，神疲乏力，头晕，便溏或便秘交作，口中黏腻。形体瘦弱，面无荣华。脉弦细，舌淡红，苔白腻。中医诊断为胃痛、痞满、反胃。

【辨证】脾胃衰萎，运化失权。

【治法】行瘀化滞，降逆和胃。

【处方】桂枝12g，茯苓12g，白芍9g，桃仁12g，牡丹皮12g，半夏15g，橘红15g，甘草5g，生姜18g，乌梅1枚。

先以水浸泡方药约30分钟，然后用大火煎药至沸腾，再以小火煎煮30分钟；每日1剂，分3次温服。6剂为1个疗程，需用药10～15个疗程。患者连服14剂，药后症减，胃脘隐痛亦缓。唯胃纳欠佳，脉沉细，苔薄白，前方去半夏，加炒谷芽、炒麦芽各9g，又服7剂。尔后以上方出入服药2个月余，于1984年4月复查X线钡剂提示轻度胃下垂。继续巩固治疗，近日见其安好，体力有增。

◆ 解析

方中桂枝温通经脉，化瘀行滞，消散癥块；茯苓利水消痰，渗湿降泻，消水利结；桃仁破血化瘀，消癥攻坚，调畅血脉；牡丹皮散血行瘀，清退伏热；白芍养血活血，入络破血行瘀；半夏燥湿化痰，治生痰之源，降逆和胃；橘红理气燥湿，醒脾化痰；茯苓健脾渗湿，使脾主运化水湿；生姜既能助半夏、橘红降逆理气，又能助半夏、橘红和胃化痰，并能解半夏毒性；用乌梅少许，敛阴生津，制约燥湿化痰药不伤阴津；甘草益气祛痰，并调和诸药。

【引自】王维. 当代妙方. 北京：中医古籍出版社，2007.

◆ 读案心悟

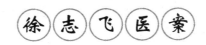

【辨证治则】根据饮食不佳、倦怠乏力辨为中气虚弱，再根据夜间痛甚、舌暗红略紫辨为夹瘀，因口干欲饮热水、苔白腻中心略黄辨为夹郁热，以此辨为中虚夹瘀证。采用养阴生津、清热化痰之法论治。

党某，女，63岁。主诉有8年胃食管反流病史，曾在数地中央级及省市区级医院诊治，服用中西药虽能减轻症状，但停药后又复发，近因症状加重而前来诊治。刻诊：胸骨后胃灼热疼痛，夜间痛甚，反酸，吞咽不利，倦怠乏力，形体消瘦，饮食不佳，口干欲饮热水，舌暗红略紫，苔白腻中心略黄，脉虚弱。中医诊断为胃痛、痞满、反胃。

【辨证】中虚夹瘀证。

【治法】健脾益气，活血化瘀。

【处方】百合10g，滑石30g，生地黄24g，麦冬24g，玄参24g，黄连3g，半夏12g，全瓜蒌30g。

先以水浸泡方药约30分钟，然后用大火煎药至沸腾，再以小火煎煮35分钟；每日1剂，分3次温服。6剂为1个疗程，需用药10～15个疗程。

二诊：胸骨后烧灼疼痛减轻，予前方6剂。

三诊：反酸明显减轻，予前方6剂。

四诊：诸症均较前又有好转，予前方40余剂。之后，以前方变汤剂为散剂，每次6g，每日分3次服，用药2个月，以巩固治疗效果。随访1年一切尚好。

◆解析

方以桂枝人参汤温阳散寒，健脾益气，以生化汤活血化瘀，加五灵脂、蒲黄活血化瘀止痛，黄连兼清泻郁热。

◆读案心悟

方药相互为用，以奏其效。方中百合、麦冬滋阴清热；生地黄、玄参清热凉血滋阴；滑石清热利湿化痰；黄连清热燥湿，消痞除痰；半夏宣降气机，燥湿化痰；全瓜蒌清热益阴，导热下行，化痰涤饮而不伤阴。

【引自】李宝顺.名医名方录.北京：中医古籍出版社，1991.

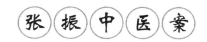

张 振 中 医 案

【辨证治则】患者腹胀而痛，中虚已久，瘀阳胃络，面色无华，治则益胃养阴，和胃降逆。

徐某，男，30岁。1984年1月6日初诊。自诉素患胃疾，屡治未愈，形体消瘦，面晦无华，纳呆脘胀而痛，犹如针刺，二便尚调，舌紫暗，苔薄白，脉弦细。1983年10月29日在某医院做胃镜检查，诊断为胃黏膜脱垂，胃窦部萎缩性胃炎，十二指肠壶腹部炎症，食管炎。中医诊断为胃痛、痞满、反胃。

【辨证】中虚已久，瘀阳胃络，气机不利。

【治法】培中土，化瘀滞，调气机。

【处方】麦冬168g，半夏24g，人参9g，甘草6g，粳米9g，大枣12枚，沙参9g，冰糖3g，生地黄15g，玉竹5g。

先以水浸泡方药约30分钟，然后用大火煎药至沸腾，再以小火煎煮30分钟；冰糖冲服；每日1剂，分3次温服。6剂为1个疗程，需用药2～5个疗程。

服用上方月余后，体重明显增加，面色较前大有好转，胃痛未作，纳谷大增，已能正常上班，苔薄白，脉细。续服18剂。服用后，纳谷正常，体重续增，能坚持全日工作。嘱其再服以巩固之。

◆ 解析　～⌒～⌒～

◆ 读案心悟

方中重用麦冬、生地黄，养阴生津，滋阴润燥；人参益气生津，调营和阴；粳米益脾胃，化生阴津；半夏开胃行津，调畅气机，降肺胃逆气，制约滋补壅滞气机；沙参、玉竹滋养脾胃之阴，清热润燥；冰糖滋阴生津，兼以益气；大枣、甘草益胃气，养脾阴。患者若胃脘隐隐作痛者，加白芍、石斛，以滋阴养血，缓急止痛；若饥不欲食者，加山楂、神曲，以消食和胃；若大便干者，加肉苁蓉、火麻仁，以滋补润燥通便；若盗汗者，加五味子、牡蛎，以收涩止汗等。

【引自】高新彦，等.古今名医医案赏析.北京：人民军医出版社，2003.

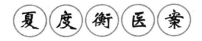

【辨证治则】患者餐后腹胀，反吐清水，口苦口臭。治则疏肝理气止痛。

刘某，男，45岁。1984年10月3日初诊。患者诉反复胃脘痛15年，近年来频发。曾做胃镜检查诊断为胃溃疡，服西咪替丁2个月，疼痛不解，故求中医药治疗。初诊症见胃脘隐痛，连及两胁，呃气，得食得温痛减，纳差，烦躁易怒。舌淡红、苔薄白，脉小弦略数。胃镜检查：幽门黏膜充血，胃窦筒伴大小弯黏膜均充血、水肿，红白相间，胃窦部前壁及后壁各有一粗隆黏膜伸入十二指肠壶腹部，胃窦前壁见约0.7cm×0.4cm之凹陷性溃疡，白苔分泌覆盖。印象：①胃溃疡；②慢性浅表性胃炎；③胃黏膜脱垂。中医诊断为胃痛、痞满、反胃。

【辨证】寒热相杂。

【治法】疏肝和胃，寒温并进。

【处方】肝胃百合汤。百合18g，柴胡、郁金、川楝子、乌药、黄芩、丹参各10g，蒲公英、生牡蛎各15g，甘草6g。

水煎服，每日1剂，早、晚各服1次。服上方30剂后，疼痛明显减轻，口臭消失，原方去蒲公英，加明党参10g，守方服2个半月，诸症消失。1985年5月2日胃镜复查：胃溃疡与胃黏膜脱垂痊愈，浅表性胃炎好转。1985年8月20日随访，胃痛未复。

◆ 解析

肝胃百合汤是夏度衡治疗胃脘痛的经验方。夏度衡临证时，治脾胃常佐以治肝，治肝胆常辅以治脾胃，相得益彰。本患者系寒热错杂之证，故于肝胃百合汤中加蒲公英以清热，生牡蛎、甘草收敛生肌、修复胃黏膜。诸药相伍，共奏疏肝和胃、寒热并调之效。

【引自】崔应珉，等.中华名医名方薪传·胃肠病.郑州：郑州大学出版社，1997.

◆ 读案心悟

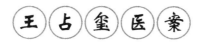

王占玺医案

【辨证治则】胃黏膜脱垂，诊为肝阴偏虚，治宜滋阴养胃、缓急止痛。

弋某，男，52岁。1979年9月4日初诊。患者自1975年即患胃脘疼痛，呃逆，腹胀，矢气，食欲缺乏，大便时干时溏，进食后胃脘疼痛增剧，但无反酸、呕吐等症状。虽经治疗效果不显，于1978年3月31日行X线钡剂检查，发现幽门管增宽，黏膜向十二指肠壶腹部突出，球底呈伞状，符合胃黏膜脱垂的X线所见。又先后于本院门诊服用四君子汤、天台乌药散、小建中汤、香砂六君子汤、小陷胸汤、苓桂术甘汤、保和丸、柴芍六君汤、大建中汤、和肝汤、参苓白术丸、良附丸、橘红丸、启脾丸等均未获效。上述症状时轻时重，脘痛腹胀明显加重，且伴恶心欲吐，全身乏力，大便每日2次，伴有不消化食物，空腹时胃痛较重，无吞酸嘈杂，但不能吃生冷及辛辣食物，食后则疼痛更剧。其舌质鲜红，根部有薄腻苔，脉弦。X线钡剂造影复查所见同上。中医诊断为胃痛、痞满、反胃。继前医用药无效经验，改为一贯煎加味投方。

【辨证】肝胃阴虚。

【治法】滋阴养胃，益气止痛。

【处方】生地黄30g，沙参30g，枸杞子12g，麦冬15g，当归12g，川楝子12g，牡丹皮12g，台乌药24g。

水煎服，每日1剂，早、晚各服1次。服药8剂后，胃脘疼痛消失，患者因左侧腹股沟湿疹，暂转治湿疹。半个月后胃脘痛等症状又发，又改投前方加二陈服4剂后，脘痛、腹胀及纳差等症状消失。1979年10月12日复查：胃脘疼痛等症状未再发作，拟再行X线钡剂复查，惜患者不合作而未行，嘱其照上方再服12剂以巩固疗效，防止复发。1979年11月20日随访，脘痛等症状未再复发。

名医小传

王占玺，中医学家。一生从事中医医疗和教学工作。较早地提出了专病、专方、专药与辨证论治相结合的原则。善用经方治大病。创办全国中医研究班和研究生班，培养了一大批中医高级人才。多次出国从事重要医事活动。在国内外享有盛誉。代表作品有《实验药物学笔记》《锄云医话》。

◆ 解析

胃黏膜脱垂一病，临床并不罕见，中医多以脾胃气虚论治，辄获佳效。但本案患者先以健脾益气、和胃助运等法治疗未能取效，反伤及肝胃之阴，导致肝胃阴虚，故投以一贯煎加味滋阴养胃，缓急止痛而取效，俾数年未愈之顽疾而获愈。

◆ 读案心悟

【引自】崔应珉，等.中华名医名方薪传·胃肠病.郑州：郑州大学出版社，1997.

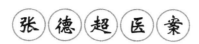

【辨证治则】胃黏膜脱垂，证属饮食劳倦，内伤脾胃，湿浊中阻。治宜升阳益胃，燥湿泄浊。

管某，男，21岁。患者胃脘痞满作胀2年余。近1个月来，痞胀加重，食后嗳气，饥则作痛，嘈杂。舌苔薄黄、质红，脉缓滑。胃镜检查见：胃底黏液糊，多量胃液潴留，胃窦水肿，皱襞增粗，突入球部，幽门松弛。提示：胃黏膜脱垂，慢性浅表性胃炎。予升阳益胃汤。

【辨证】饮食失常，伤及脾胃。

【治法】升阳益胃，降逆止痛。

【处方】党参10g，炙黄芪15g，白术10g，川黄连3g，法半夏6g，陈皮8g，茯苓10g，炙甘草3g，泽泻6g，防风3g，羌活3g，柴胡3g，白芍10g，生姜3片，大枣7枚。

水煎服，每日1剂，早、晚各服1次。5剂后，痞满较宽，嘈杂亦减，脘痛已止。继以原方，随症加减，调治2个月而康复。

◆ 解析

方以党参、黄芪、白术、甘草，合柴胡、羌活、防风升阳益胃以治本；茯苓、陈皮、半夏燥湿，和胃降逆；川黄连清余热，并厚肠胃以治标；泽泻助茯苓、半夏以祛湿；白芍制肝以安胃；生姜、大枣调营卫以建中州。诸药合用，共奏升阳益胃、燥湿泄浊之功。

【引自】崔应珉，等.中华名医名方薪传·胃肠病.郑州：郑州大学出版

◆ 读案心悟

社，1997.

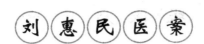

【辨证治则】脾胃亏虚，累及肝肾，治则疏肝和胃、补肾健脾。

刘某，男，42岁。1958年4月20日初诊。自诉胃脘痛七八年。经常饭后上腹部发闷，有阻塞感，重时即痛，嗳气，呕吐清水，饮食一般，大便时干时溏，曾到医院检查，诊断为胃黏膜脱垂症并发溃疡病。病后睡眠不好，时有遗精。查体：体瘦，面色黯黄，舌质淡红、苔薄白，脉沉细而弱。中医诊断为胃痛、痞满、反胃。

【辨证】肝胃不和，脾肾两虚。

【治法】疏肝和胃，补肾健脾。

【处方】炒酸枣仁42g，覆盆子15g，山药24g，黄芪15g，莲子12g，锁阳12g，白术15g，鸡内金18g，青皮9g，砂仁12g，党参12g，百合12g，白及12g，浙贝母15g。

予上方服药5剂，睡眠好转，胃部胀、闷、痛等症均轻，大便偏干。舌苔黄，脉象同前。证属肝经郁热，宜用清肝泄热、养阴润便、养心健脾、理气和胃之剂。

【处方】炒酸枣仁42g，菟丝子24g，女贞子12g，当归9g，肉苁蓉15g，熟地黄15g，芦荟0.6g，草果仁2g，大腹皮12g，神曲9g，青皮9g，山栀子9g，木香9g，百合12g，白术9g，鸡内金12g。

水煎服。另用沉香1.5g，天竺黄2.1g，琥珀0.6g，共为细粉，分2次冲服。服药后，腹胀、胃痛明显减轻，大便已正常，舌苔、脉象已正常。郁热已清，仍以初诊方略行加减继服。

◆解析　　◆读案心悟

　　胃病以脾胃为病变的根本，但其脏腑与肝、肾甚密，在五行上肝木克脾土，而肾与脾胃乃先天、后天之关系，先天生后天，后天养先天。刘惠民在治胃病之余甚注重疏肝、滋肾。因肝疏木自达，火胜食自化。因此，在治胃同时，还要治肝肾。

　　【引自】刘景源.太平惠民和剂局方.北京：人民卫生出版社，2007.

第九章　上消化道出血

　　上消化道出血是指屈氏韧带以上的消化道，包括食管、胃、十二指肠和胰、胆等病变引起的出血，胃空肠吻合术后的空肠病变出血亦属此范围。上消化道出血包括食管胃底静脉曲张破裂出血及非静脉曲张性上消化道出血。非静脉曲张性上消化道出血占90%，其中溃疡病约占30%，急性胃黏膜病变占25%，恶性肿瘤占15%，其他各种原因占20%（如贲门撕裂、Dieulafoy病、异物、胆道出血等）。食管胃底静脉曲张破裂出血占10%。80%～85%上消化道出血患者出血会自行停止，仅15%～20%患者持续性出血或反复出血。根据临床表现可归属于中医学"呕血""黑粪"范畴。本病来势凶猛，病情危重，随时可出现亡阴、亡阳之"脱证"，危及生命。

　　中医学认为，上消化道出血的病因与外感病邪、饮食不节、情志不和、劳倦过度、脾胃虚弱等因素有关。上述病因可导致火热炽盛、迫血妄行；或气逆血瘀、血不循经；或脾虚不能统血，而造成吐血和黑粪。其病理基础是络伤血溢，其发病以脾虚、肝胃阴虚为本，以火热、血瘀为标。

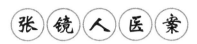

张镜人医案

【辨证治则】本案患者因过食辛辣，热郁日久，灼伤胃络，络损则血不循经而外溢，血入肠道，随糟粕而下，使大便色黑。治疗以养胃止血、泻火清热为主。

戚某，男，40岁。1990年3月6日初诊。有胃痛病史多年，平时喜食辛辣，近周来中脘隐痛，食后则舒，反吐酸水，昨起大便色黑，如柏油状（2次），口苦口臭，精神疲乏。舌红，苔黄腻，脉弦滑。检查：面色少华，血压106/70mmHg，大便隐血试验阳性，胃镜示十二指肠溃疡。西医诊断为十二指肠溃疡合并上消化道出血；中医诊断为便血。

【辨证】胃中积热，络损血溢。

【治法】清胃泻火，凉营止血，和胃安中。

【处方】炒白术9g，炒黄芩9g，川黄连5g，黑栀子9g，白及片9g，仙鹤草30g，侧柏叶9g，槐花炭15g，白芍9g，炙甘草3g，煅瓦楞子15g，炙白螺蛳壳15g，凤凰衣6g，炒山楂、六曲各9g，香谷芽12g。另：三七粉（分吞）4g。

进流质饮食，如黑粪不止，可来院急诊。患者遵医嘱，服药3剂，大便呈褐色（糊状），每日1次，复查大便隐血试验（＋）；续服3剂，大便色已转黄，大便隐血试验转阴。

◆ 解析

十二指肠溃疡并发上消化道出血，在临床颇为多见，中医辨证尚属"血证—便血"范畴，虽有远血、近血之分，关键辨其寒热虚实。凡见出血之证，止血当为首务，故选仙

◆ 读案心悟

鹤草、白及片、侧柏叶等凉营止血；然而动血之因是由于火热之过，故清胃泻火以治其本，选用黄连、黄芩、栀子清热泻火，再辅助瓦楞子、螺蛳壳止酸以和胃；白芍、甘草敛以缓急；三七粉祛瘀止血。众药相伍，使热清火降，瘀祛新生，血循经而行，故止血之功甚速矣。

【引自】张镜人.中华名中医治病囊秘·张镜人卷.上海：文汇出版社，1998.

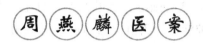

周燕麟医案

【辨证治则】脉证合参，辨为气血双亏，以致气滞血瘀，腑气不通，且见积瘀化热。治拟补益气血以扶正，理气活血以化瘀，辅以通腑之法。

患者张某，男，52岁。因胃溃疡反复出血于1984年10月行胃大部切除术，术后仍有出血，曾于当地多家医院治疗，包括每月输血数百至1000mL，效不理想，遂于1986年9月10日来京求治。曾在两家医院辗转住院治疗，病情仍无起色，乃出院拟安排后事。于11月4日经介绍而延请周老诊治。诊见发热、恶寒，头晕、乏力，心烦不寐，腹胀痛，纳呆，大便4～7日1次，色如柏油，状如羊粪，腰痛，尿少而混。既往有慢性肾炎，住院后多次检查肾功能低下，一直有蛋白尿。患者气息奄奄，欲起不能，面色苍白无华，精神委顿。脉数洪滑，唇干，舌质淡暗无苔。下肢水肿明显。出院前（11月2日）血红蛋白3.5g/L，红细胞2.8×10^{12}/L。中医诊断为黑粪。

【处方】黄芪45g，当归10g，白术20g，茯苓15g，熟地黄30g，白芍20g，蒲黄12g，五灵脂10g，茜草、丹参各20g，枳壳10g，三七粉（分冲）3g，生草3g，生大黄粉（分冲）6g。

3剂。嘱1剂煎服2次，日服3次。并告知病家，药后可能腹痛腹泻，但如无心烦加重，汗出淋漓，则仍应坚持治疗。倘发生上述情况，速至附近医院救治。

二诊：患者于服药后1小时开始腹痛，继之排便，服3次药后共排便6次。

第1次排出大便呈黑色糊状，约1000mL，其中夹有块状大便，恶臭，以后大便量减少，色渐变浅。因其腹痛较重，排便较频，其家人又延请周老复诊。周老见其神色转佳，脉象、舌象并无恶化表现，遂嘱其继服原方，仅将生军改为酒军炭3g。改为日进1剂分2次服。次日大便2次，质地较软，色深黄带褐。第3日起大便日行1次，性状正常。嘱至附近诊所查大便。11月9日隐血转阴。

三诊：大便正常，唯仍觉胃胀，腹胀，舌痛，时有心悸，尿仍少而混，下肢仍浮肿。脉舌同前。转以养阴宁心、理气利水为治。

【处方】黄芪45g，当归6g，白术15g，防己10g，茯苓、熟地黄各30g，砂仁3g（捣），白芍15g，泽泻20g，女贞子、生蒲黄各15g，车前草、墨旱莲、茜草、地榆各30g，酒军炭3g，白茅根、冬瓜皮各30g，三七粉（分冲）3g，炒枳壳10g，阿胶（烊冲）10g。每日服1剂。

四诊：消化道出血已止，上方去白芍、酒军炭、生蒲黄、车前草，加党参25g，麦冬、陈皮、香附各10g。

服药5日后，患者体温恢复正常，舌痛消失，食欲明显好转，能日进食2～3两，体力较前增加，能自己下床小走动，睡眠转佳，心烦消失。腹胀、水肿均减轻，但时有脐周隐痛，尿仍浑浊。续以原意遣药以资巩固。

【处方】黄芪45g，白术、生地黄、熟地黄各30g，麦冬、女贞子、枳壳各15g，党参、茯苓、墨旱莲、白茅根、泽泻、冬瓜皮各30g，茜草20g，厚朴、大腹皮、阿胶（烊冲）各10g，三七粉（分冲）3g。

患者于11月末带方返家，长期坚持服用。其家人于12月28日来信谓病情稳定，血红蛋白升至8g/L。追访2年，未再出血。

◆ 解析

血证历来是中医急症之一。本例不但病情危急，且错综复杂，既有溃疡出血，又兼肾病。周老对本例治疗的着眼点是重"证"而不重"病"。其证辨为气血双亏以致气滞血瘀，腑气不通。故用黄芪、白术、茯苓、生

◆ 读案心悟

草、熟地黄、白芍、当归气血双补，蒲黄、五灵脂、茜草、丹参、枳壳、三七理气活血，化瘀止血，止血而不留瘀，生大黄粉通腑，标本兼顾。盖本例腑气不通，加重气滞血瘀，瘀滞则使血不循经，离经之血日久必化热，热则伤络，加重血液外溢。所以活血化瘀、通腑导滞贯穿于治疗的始终，充分体现了"见血休止血""欲止先行"的辨证思想。

【引自】单书健. 古今名医临证金鉴·胃痛痞满卷. 北京：中国中医药出版社，1999.

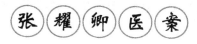

张耀卿医案

【辨证治则】溃疡病出血其病机在于肝脾失调，胃损血溢，据此病机治疗溃疡病采用养血疏肝补剂治本。

徐某，男，22岁。1960年10月28日因呕血、黑粪、胃痛2天入院，11月18日出院。患者近4年来，觉上腹部不适，反酸。1960年开始，上腹节律性疼痛（上午10时多，下午3时多，夜间12时左右），能为饮食所缓解，夜间疼痛较剧，影响睡眠。于入院前2日曾呕血1小碗，色鲜红，夹杂食物残渣，伴有面色苍白、出汗、头晕、乏力等症状。因发现黑粪数次而收住病房。血红蛋白90g/L，红细胞2.72×10^{12}/L，大便隐血试验（＋）。诊断为十二指肠溃疡并发出血。

初诊：1960年10月29日。脘痛阵作，无喜按拒按之状，大便色黑，少腹无痛楚之苦。此肝虚不能藏血，脾虚气不摄血。舌苔薄腻而白，脉来沉细无力。中医诊断为呕血。

【辨证】气血两虚已著，劫津伤阴，耗气损阳。

【治法】四君以补气，四物以补血。

【处方】潞党参12g，当归9g，炒白芍10g，清炙草4.5g，云茯苓12g，炒白术12g，海螵蛸（包）15g，茜草炭9g，炒藕节15g，4帖。

二诊：1960年11月3日。前投益气补血之剂，脘痛已减，大便色黑也止，日来反吐酸水。前方已获效机，再当乘胜进取。原方，2帖。

三诊：1960年11月14日。胃脘作痛，得食痛缓，喜暖喜按，甚则反吐酸水。是中阳之气不运，不能温化水饮，水饮凝结则作痛。舌苔薄白，脉来沉软。拟黄芪建中法。

【处方】西绵芪15g，潞党参9g，肉桂心3g，炒白芍15g，清炙草4.5g，生姜6g（切片），大枣4枚，4帖。

四诊：1960年11月1日。叠服甘温培中之剂，诸恙悉退。唯有时反吐酸水，神疲乏力。舌苔薄净，脉来沉软。再拟原意续进。

【处方】西绵芪12g，潞党参9g，肉桂心1.5g，炒白芍9g，清炙草4.5g，半夏姜6g，大枣9g，5帖。

◆ 解析

张老认为消化性溃疡病出血其病因在于饮食失节，情志失调，胃痛日久，胃络受损而见呕血或黑粪，病位在于胃腑，但与肝、脾两脏关系密切。本案脘痛绵延4年之久，逢饥则痛，得食则安，喜暖喜按，脉来沉细无力。其为中气不足，气血两虚之证，已凿凿可据，故以甘温培补之剂而获效。方中黄芪、桂枝以补气阳，更合甘草以助生阳之力；芍药、甘草即《素问》酸甘化阴之意，有柔肝益胃之功；复用姜、枣调营卫，阴阳自平，不治痛而痛自止矣。

自叶天士分别脾胃异治之法，使胃痛之治法更臻完备。其谓："李东垣大升阳气，其治在脾，张仲景急下存阴，其治在胃。""纳食主胃，运化主脾。

◆ 读案心悟

太阴湿上，得阳始运，阳明燥土，得阴自安，以脾喜香燥，胃喜柔润也。"若脾阳不足，胃有寒湿者，固应甘温香燥之品，升运清阳，然于燥热伤阴，胃失冲和者，又当用甘凉濡润之品，滋养胃液。

【引自】陈代斌，等. 中国百年百名中医临床家·张耀卿. 北京：中国中医药出版社，2004.

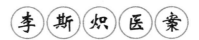

李斯炽医案

【辨证治则】因饮食不慎，复加郁怒伤肝，肝郁乘脾，而致出血，法当疏肝运脾止痛兼以止血之法。

阙某，女，成年。初诊：1972年9月14日。患者于3个月前因生气复加饮食不慎，致胃中急痛如针刺，口中反酸，全身大汗，手足乏力，大便稀溏，色黑如酱。即到某医院诊治，经检查，大便隐血试验（＋＋＋），确诊为胃溃疡出血。从此饮食大减，只能进流质饮食，腿软无力，走路也感困难。胃痛便血已达3个月之久，才来就诊。诊得脉象弦紧，舌质暗晦少苔。此为饮食不慎导致胃中不和，复加郁怒伤肝，肝郁乘脾，使脾胃损伤太过，不但使消化受阻，饮食大减，大便稀溏，全身乏力，胃中疼痛，而且出现便血现象。脉弦为肝郁，紧为痛证，舌质暗晦也为气血不畅之证。中医诊断为黑粪、呕血。综合脉证，应予疏肝运脾止痛兼以止血之法。故用柴胡、白芍、郁金、金铃炭、延胡索、广木香、香附、枳壳疏肝运脾以止痛；

胃肠病

名医验案解析

名医小传

李斯炽，四川省成都市人。1915年毕业于成都高等师范学校（现四川大学）理化系，留校任理化助理。早年师事成都名医董稚庵，尽得其传。曾担任四川医学会主席、四川国医学院教务主任、副院长、院长等职。1958年，国务院任命其为成都中医学院首任院长。他编写了《金匮要略新诠》《内经类要》《中医内科杂病》等医学教材。

用海螵蛸、川贝母、炮姜温摄止血；加黄连以杜郁热，瓦楞子以制酸液。

【处方】柴胡6g，白芍12g，郁金9g，金铃炭12g，延胡索9g，广木香6g，香附9g，枳壳9g，海螵蛸12g，川贝母9g，炮姜6g，黄连6g，瓦楞子9g。

二诊：1972年10月24日。服上方后，胃痛减轻，饮食增进，大便色由黑转灰，身体也稍觉有力。再本前法加减。

【处方】金铃炭12g，广木香6g，厚朴9g，黄连6g，延胡索9g，瓦楞子12g，白芍12g，吴茱萸6g，良姜6g，郁金9g，香附9g，枳壳9g，白及9g，川贝母6g，海螵蛸12g，4剂。

三诊：1972年11月8日。服上方4剂后，病情续有好转，饮食、精神情况都大有改善。胃部只觉隐痛，舌苔微白，关节微痛，此为挟湿所致。再按前法加入平胃散、桑枝，以除湿邪。

【处方】苍术9g，陈皮9g，厚朴9g，海螵蛸12g，川贝母6g，良姜6g，吴茱萸6g，香附9g，白芍12g，桑枝30g，延胡索9g，郁金9g，柴胡6g，甘草3g，4剂。

服上方4剂后，胃痛出血现象均已停止，余症也解，眠食正常，精神健旺。后该单位派她到省外出差，便将上药磨成粉剂，带着在途中服用。在旅途中虽食生冷硬物，也未再复发。1972年底停药。随访至1976年5月，从未再发胃病。

◆ 解析

李老在治疗脾胃病方面重视以"寒热虚实"以辨证施治，疗效显著。在诊治消化性溃疡出血方面，他认为主要病因在于饮酒过多，饮食失节，或血热妄行，脾虚不能统血。但不论病因之繁多，辨证仍以寒热虚实为法则，对于血热妄行吐血者，治以清热泻火，凉血止血，方以泻心汤或十灰散加减。而久病吐血者，法当甘温培固法以理脾养血，常用方剂如归脾汤、理中汤、人参饮子。若失血过多，气

◆ 读案心悟

虚阳脱者，则急用参附汤、独参汤之辈回阳救逆。若失血而导致胃阴不足者，则治以养阴益胃，药以沙参、麦冬、玉竹、山药、石斛等益气养阴，并加白及、仙鹤草等凉血止血之品，且白及更有保护胃膜之功效。

【引自】李继明. 中国百年百名中医临床家·李斯炽. 北京：中国中医药出版社，2001.

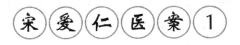

宋爱仁医案 1

【辨证治则】脾胃虚弱是溃疡病发生的病理基础，本例患者有溃疡宿疾，原本禀赋不足可知。治疗以益气补阴为法。

童某，男。1958年1月25日初诊。肝胃不和，痰热不宣，常患胃痛嗳气，反吐酸水。昨日来，心脘疼痛。呕血盈盆，色如咖啡，其气酸臭，大便色黑如酱，是为胃溃疡出血。脉弦数，舌苔黄垢，嗳气时作。肝火冲逆，犯胃损络，声势非轻。中医诊断为黑粪、呕血。

【治法】清胃降逆。

【处方】泻心合左金加味。黄连4.5g，淡黄芩9g，制大黄12g，吴茱萸1.8g，白芍12g，沉香曲18g，牡丹皮炭18g，地榆炭18g，海螵蛸30g（先煎），煅牡蛎30g（先煎）。

二诊：1958年1月27日。胃溃疡胃脘疼痛多年，阳明瘀热，上犯于胃而为呕血，下迫大肠而为便血。进前方，二剂而呕血便血即止，刻诊右脉濡涩，左脉尚弦，舌苔黄垢，心脘痞痛，肝郁气滞，阳明瘀热未净。前方再参疏和。

【处方】黄连4.5g，吴茱萸1.8g，生白芍12g，延胡索9g，沉香曲15g，广佛手9g，瓦楞子粉18g，煅牡蛎（先煎）30g，海螵蛸（先煎）30g。

三诊：1958年2月2日。胃溃疡呕血便血已止，然胃脘右侧痛胀时作时止，痛时拘挛喜按。脉转濡软，舌苔化薄，后根光剥。呕血之后，胃津大耗，断无香燥劫阴之理，当以养肝血，益胃阴，调和肝胃，以缓急迫之苦。

【处方】当归身9g，白芍12g，麦冬9g，金石斛9g，太子参9g，炙甘草

6g，广佛手9g，广陈皮4.5g，延胡索9g，瓦楞子粉（包煎）18g。

◆解析

肝木克土，是正常的生理状态，而脾胃气虚，以致肝木乘土，横犯脾胃，肝郁气滞化火，胃络受损，故而溃疡出血。主以三黄泻心汤苦寒直折其火，配芍药、吴茱萸、延胡索止痛，牡蛎、海螵蛸、瓦楞子制酸，俱是治标之法。郁火内伏，暗耗胃阴，再加以大出血后，阴血亏损较重，善后之法，无非补益气血阴液而已。

宋老在诊治血证时，一是密切观察气火的盛衰，二是强调吐血与瘀的关系。溃疡导致的血症除气、火之实证外还有虚证的出血，如脾胃虚弱之出血、黑粪，盖脾虚不能统血，气血两虚，补心益脾，养血归经，宋老常用黑归脾汤（即归脾汤加熟地黄）。出血后血止脾气虚弱则可用参苓白术散健脾益气以调养气血。若出血较多，引起气脱阳虚，则宜回阳救逆，益气止血，急用六味回阳饮。

◆读案心悟

【引自】高新彦，等.古今名医医案赏析.北京：人民军医出版社，2003.

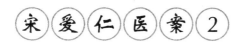
宋爱仁医案②

【辨证治则】胃痛10年，久病入络，气滞导致血瘀，脉象弦涩即是气滞血瘀的表现。治宜温中活血、化瘀益气。

方某，男，68岁。1957年5月22日初诊。胃痛10年，胃阳被困，久痛入络，而致凝瘀郁血。昨日痛呕大作，始则瘀涩臭腐，继则赤殷如赭，晦黑如墨，无不倾囊大吐，头目昏眩，心悸不安，心脘嘈杂，嗳多腐气。便下如积，小溲涓滴不爽，脉弦涩，舌干白少津。证属胃溃出血，营血津气已耗。中医诊断为黑粪、呕血。历进温开不效，辛烈之剂非所宜也。防再次出血，昏愦可虑。

【处方】黄连4.2g，肉桂1.8g，潞党参12g，白芍18g，当归身9g，蒲黄炭9g，五灵脂（醋炒）9g，半夏12g，延胡索9g，阿胶珠18g，三七9g。另：海螵蛸30g，白及粉30g，分3次开水调服。

二诊：1957年5月27日。呕吐瘀晦黑血，竟至昏眩心悸，颇有气随血脱之危。服前方呕吐即止，腐气也清，唯胃脘疼痛尚未蠲除。辛燥破气之药，断不可以刚制刚。脉弦涩，舌干白少津。再以辛以润之，柔以养之。唯积根十年，尚防反复。

【处方】川连2.4g，炒白芍18g，当归身6g，太子参12g，原金斛12g，茯苓神各18g，竹半夏12g，蒲黄炭9g，五灵脂9g，海螵蛸30g。另：三七粉9g，分3次送服。

三诊：1957年6月5日。脉转濡软，舌右根光剥，据云有时苔厚。痛呕出血之后，津气大耗，进剂后呕血虽止，然胃脘右侧痛而且胀，阵作不已，痛时拘挛喜按，与手不可近者有别。当再大剂养血，以缓其急迫之苦。

【处方】绵黄芪12g，川桂枝6g，炒白芍18g，鲜霍斛12g，太子参9g，当归身9g，海螵蛸（先煎）36g，瓦楞子（先煎）12g，延胡索12g，合欢花12g，九香虫6g，绿萼梅花丸（包煎）2粒。另：三七粉9g，分3次送服。

◆ 解析

血瘀损伤胃络，使胃痛持续难解，进而造成溃疡出血。方中白芍、当归、阿胶、延胡索柔肝缓急止痛，而三七、蒲黄炭、五灵脂在于活血止血。患者心脘嘈杂，嗳多腐气，是脾运失健，湿浊中阻之故。半夏与黄连同用，辛开苦

◆ 读案心悟

降，以恢复中焦升清降浊之功。溃疡的发生除了上述病理因素外，其脾胃薄弱、气血亏虚是重要的病理基础，所以治本之法，在于建复中焦，以生化气血。药用肉桂、白芍，有建中之意，目的是调理肝脾，建复中焦。而用粉剂海螵蛸、白及，可直接吸附溃疡表面，提高止血生肌的治疗作用。吐血易止，而中虚木乘的病理环节不易消除，所以血止之后仍需进一步温中补气、养血柔肝调护。

【引自】陈代斌，等.中国百年百名中医临床家·宋爱仁.北京：中国中医药出版社，2004.

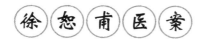

徐恕甫医案

【辨证治则】由于失血过多，气随血衰，以致中气虚而不旺，元气损而不足。此乃阳虚则生寒之证。治宜补气养血、和胃建中。

张某，男，60岁。素体虚弱多病，数日前，突发吐血不止，日约数十口，服药无效。诊其六脉沉细，四肢厥逆。阳虚，乃正气不能摄血所致，非温补之剂不能止其血。药用附子理中汤治之。

【处方】当归须6g，生地炭9g，广橘络6g，蜜金银花9g，广三七末（冲）1.8g，粉甘草3g，赤芍6g，制乳香、制没药各9g，大黄炭9g，蒲黄炭4.5g，土鳖虫2.4g，藕节3个。

最切病机，服1剂吐血减少，手足转温，2剂血止，再以归脾汤4剂调理，病去体安。

【处方】归脾汤。熟附子4.5g，焦白术6g，茯神9g，上阿胶6g，粉甘草6g，西当归6g，炮姜炭3.6g，高丽参6g，川续断4.5g，大枣3枚，童便（冲）1杯。

◆ 解析

　　血证多由血不循经，溢于脉外而致。本例患者失血过多，用十全大补汤、参附汤、养荣汤随用为宜。但医家治疗血证一般忌用温热之品，恐其耗气伤津。徐老根据病体大胆用参、附、炮姜之类，而反佐以童便，正如朱丹溪所云："降火最速，莫过于童便。"因其味咸而走血，治诸血病不可缺，血羔加童便而效更速。所以本证用附子理中佐以童便，首中病机，其效之速，不言而喻。

　　【引自】蔡皓东. 中国百年百名中医临床家·涂恕甫. 北京：中国中医药出版社，2005.

◆ 读案心悟

第十章　食管癌

　　食管癌是发生于下咽部到食管胃结合部之间、起源于食管黏膜上皮细胞和腺上皮细胞的恶性肿瘤，临床症见吞咽梗阻，纳而反出，甚则饮食不下，阻隔不通。根据临床表现和古代医籍的描述，食管癌归属于中医学"噎膈""反胃""积聚"的范畴。

　　本病的确切病因尚未完全明确，但某些理化因素的长期刺激和食物中的致癌物质，尤其是硝酸盐类物质过多食入，是食管癌的重要病因，同时基因突变、遗传因素、微量元素的缺乏也可能是重要诱因，其患病率呈逐年增高趋势。食管癌可发生于食管的上、中、下段，我国以食管中段癌发生率为最高，约占62%。根据组织学来源及病理学特点，可分为鳞癌、腺癌、未分化癌和癌肉瘤，以鳞癌为主。食管癌的主要扩散方式为直接浸润，其他的转移途径还有淋巴转移（包括食管壁内扩散和淋巴结转移）和血道转移。

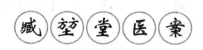

臧堃堂医案

【辨证治则】本患者因痰瘀搏结，瘀阻食管而发病。治疗运用扶正祛邪、通脾消肿之法。

某男，78岁。1999年5月14日初诊。因吞咽时有梗阻感，逐渐加重，症已月余，入住消化科，经纤维胃镜检查及病理活检，确诊为食道中下段低分化癌。因年岁已大，患者拒绝手术及化疗，出院后来中医科求治。刻诊：患者吞咽困难，仅能进水，胸痞而疼痛，食入即吐，毫无食欲，形体消瘦，疲乏少气，精神萎靡，舌苔厚腻，舌质暗，脉来细涩。中医诊断为噎膈、反胃。

【辨证】痰瘀交阻，噎膈重症，病已垂危。

【治法】扶正抗癌，开膈通道。

【处方】吉林生晒人参5g，另煎代茶饮，生黄芪30g，莪术、白术各20g，云茯苓30g，生薏苡仁30g，赭石（先煎）20g，旋覆花（包煎）10g，制天南星15g，法半夏15g，白花蛇舌草30g，藤梨根15g，山慈菇15g，重楼15g，半枝莲30g，丹参20g，生甘草10g。

7剂，每日1剂，水煎2次，饭后分服。另服太乙紫金锭片，每日3次，每次2片，研末开水送服。

二诊：吞咽梗阻感减轻，精神食欲转佳，能进流质饮食，唯自觉胸膈疼痛，前方小效，续予7剂。

三诊：吞咽梗阻感明显减轻，胸膈仅时有微痛，精神食欲佳，能进半流质饮食，二便正常，舌苔薄腻，脉细涩。治宗前法，上方续服，紫金锭渐次减量后停服。嘱注意畅达情志，饮食调养，以提高生活质量，带病延年。

◆解析

臧教授治疗噎膈病注重辨证，临证时须辨标本虚实，了解邪实与正虚之间的相互关

◆读案心悟

系，予以攻补兼施，接主次处理。高年元气衰惫，饮食衰少，抗病能力下降，人参、黄芪、白术、云茯苓、薏苡仁以扶正，提高机体免疫抗病能力，况人参、黄芪、白术、云茯苓、薏苡仁有抗癌作用，以控制癌症发展；莪术、藤梨根、白花蛇舌草、山慈菇、重楼、半枝莲等能祛邪抗癌以消除致病因素；制天南星、法半夏、丹参等能化瘀消痰；赭石、旋覆花降逆以开通道。紫金锭吞粉末，留予癌肿局部，使其坏死脱落，改善病灶局部梗阻，利于进食，诸药合用，充分体现了中医大师在治疗晚期肿瘤方面，扶正与祛邪并进、辨证与辨病相参、局部与整体相顾的学术思想。

【引自】钟洪.藏垫堂医案医论.北京：学苑出版社，2003.

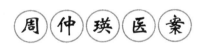

周仲瑛医案

【辨证治则】噎膈属于本虚标实之证。化痰祛瘀，益气生津为主。

黄某，女，74岁。2006年4月20日初诊。患者2004年夏天开始出现吞咽不利，进行性加重，吞咽梗阻，进食固体食物时明显，流食尚可咽下，伴胸膈痞闷，恶心欲呕，反吐痰涎，口干。今年3月CT检查显示食管中部占位性病变，胃镜检查提示食管癌，病理检查为中分化腺状细胞癌，曾化疗18次。查其舌质暗红，苔薄黄腻中部少苔，脉细滑。临床诊断为痰气瘀阻型噎膈（食管癌放疗后）。此为气郁、痰阻、血瘀三者兼杂，加之多次化疗，耗气伤阴，胃失和降，形成虚实夹杂之证，故出现吞咽梗阻，恶心呕吐，胸膈痞闷，反吐痰涎，口干欲饮等。

【辨证】痰气瘀阻，津气两伤，和降失司。

【治法】和胃降气，解毒抗癌。

【处方】旋覆代赭汤合左金丸加减。旋覆花（包煎）5g，代赭石25g，法半夏10g，黄连3g，吴茱萸3g，肿节风20g，桃仁10g，失笑散（包煎）10g，南沙参10g，北沙参10g，大麦冬10g，太子参10g，丹参15g，公丁香5g，炙刺猬皮15g，煅瓦楞子20g，独角蜣螂2只，蜈蚣3条，威灵仙15g，白花蛇舌草20g，石打穿20g，红豆杉15g。

上方取14剂，每日1剂，水煎服，嘱其少量多次，频频而服，忌食辛辣刺激性食物及海鲜等发物。2006年5月4日二诊时，患者自诉吞咽阻塞感似有所减轻，胸膈闷痛不显，口干，查舌质淡紫，舌苔淡黄薄腻，脉弦滑，守上方加莪术10g，半枝莲20g，再服。2006年6月1日三诊，患者饮食顺畅，无阻塞感，嗳气反酸能平，大便尚调，胸膈不痛，寐可，查舌质淡紫，苔淡黄薄腻，脉小滑，方药略做调整，守2006年4月20日方加山慈菇12g，莪术10g，半枝莲20g，泽漆15g，继续服用。

◆ 解析

本例患者病史3年，化疗18次，但仍表现为吞咽梗阻、恶心呕吐、胸膈痞闷、口干欲饮，辨证为痰气瘀阻，津气两伤，和降失司之证，治以和胃降气，化痰祛瘀，益气生津。药用旋覆代赭汤、公丁香降逆化痰，和胃止呕；左金丸泄肝和胃；南沙参、北沙参、大麦冬、太子参益气生津；桃仁、失笑散、丹参祛瘀通络；肿节风、红豆杉、独角蜣螂、蜈蚣、威灵仙、白花蛇舌草、石打穿、炙刺猬皮解毒抗癌。全方共起扶正抗癌之功效。复诊时症状减轻，患者无明显不良反应，遂增加化痰祛瘀、解毒抗癌药物，以期能获得更好的疗效。另嘱

◆ 读案心悟

患者服药方法宜少量多次，频频而服，不可操之过急，以免壅胃不运。三诊患者已能顺畅进食，胸膈疼痛消失，诸症均获缓解。本案始终以治标抗癌解毒为主，兼顾辅助正气，由于辨证准确，用药精当，故取效较好。

【引自】贺兴东，等.当代名老中医典型医案集·内科分册.北京：人民卫生出版社，2009.

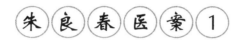

【辨证治则】患者进食时噎塞不利，确诊为食管癌，治以益气养阴、抗癌消瘤。

孙某，男，67岁。1985年4月25日初诊。患者5个月前于进食时自觉有梗阻感，食欲正常，未予重视，近月来逐步加剧，进食时顿感噎塞不利，甚则呕吐，咽际时渗清涎，体重显著下降，乃去县医院诊治，经X线钡剂检查确诊为食管下段癌，肿块3cm×1.5cm，嘱其手术，患者因胆怯而拒绝手术，到处求医，未获疗效，因亲戚传告，乃来我处。由于证情已至晚期，恐难挽救，姑予"利膈消癌散"。

【处方】全蝎、蜈蚣、露蜂房、僵蚕、守宫各60g。

共研为细末，制成散剂，每次5g，每日3次，饭前服，另用煅代赭石20g，太子参20g，姜半夏10g。阴虚舌红者再加石斛12g，麦冬12g；舌苔灰腻有痰浊者加陈胆星10g，化橘红6g，煎汤送服。5剂服之。药服5日，咽际痰涎减少，呕吐也缓，梗阻感略见松释；继服之，又续见好转，进软饭已无所感，甚为愉快，要求续服。续予30剂，进食顺利，体重也有所增加，精神甚好，嘱行X线钡剂复查，肿块已较前缩小，仍予原方，每次服2g，每日2次，以巩固善后。1986年2月15日随访，一切正常，能参加农业劳动。

◆解析

利膈消癌散治噎膈效果好。朱老在治疗晚期食管癌、胃癌时，常用自制的"利膈消癌散"，可延长患者生存时间，减轻其痛苦。本例患者西医诊断为食管癌，以进食时噎塞不利，甚则呕吐为突出表现，当属中医学"噎膈"之范畴，朱老以自制的"利膈消癌散"治疗，取得了较好疗效。朱老认为癌症早期多表现气滞、痰聚、血瘀、毒郁的实证，晚期则因病程缠延，进食困难，而致气阴两虚，虚实夹杂。"利膈消癌散"由全蝎、蜈蚣、露蜂房、僵蚕、守宫各60g组成，其用法为将上药共研为细末，制成散剂，每次5g，每日3次，饭前用中药（煅代赭石20g，太子参20g，姜半夏10g，阴虚舌红者再加石斛12g，麦冬12g，舌苔灰腻有痰浊者加陈胆星10g，化橘红6g）煎汤送服，可达降逆止呕，益气养阴，抗癌消瘤之功效，对晚期食管癌及胃癌有一定疗效。

【引自】宋祖敬.当代名医证治汇粹.石家庄：河北科学技术出版社，1990.

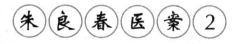

朱 良 春 医 案 ②

【辨证治则】患者放疗后，放射线为火毒之邪，易伤肺胃，耗灼津液，故见口燥咽干，咽痛喜饮。以益气养阴、生津利痰等法治之。

陈某，男，66岁。2005年10月初诊。患者于2005年6月确诊为食管癌后开始放疗，总剂量为70Gy。放疗期间出现咽痛，吞咽困难，口干咽干，胸胁疼

胃肠病

名医验案解析

痛，食管烧灼样感，反酸，进食疼痛。诸症持续至放疗后1个半月仍未见明显减轻，体重较放疗前减轻10kg，心烦，难以入睡，晚间口渴，夜尿3次，咳嗽、痰少而黏难于咳出，舌质红、苔薄黄，脉弦细。中医诊断为噎膈、反胃。

【辨证】热毒伤及肺胃。

【治法】清热养阴生津。

【处方】石膏（先煎）20g，知母10g，太子参15g，麦冬15g，北沙参15g，百合10g，天花粉10g，川石斛10g，枳壳10g，桔梗8g，制胆星10g，川贝母10g，浙贝母10g，煅瓦楞子（先煎）40g，生甘草5g。

每日1剂，水煎服，14剂。

二诊：食管烧灼痛明显减轻，胸肋痛、进食疼痛基本消失。唯口干咽痛，四肢乏力，面色苍白，舌淡苔白干，脉细。食管X线片示病变狭窄较前明显好转，管壁稍硬，蠕动正常。治以益气养血、健脾濡润为法。

【处方】生黄芪20g，太子参15g，茯苓15g，白芍、白术各15g，麦冬15g，川石斛15g，山豆根15g，生地黄20g，山茱萸15g，木瓜10g，白及10g，煅海螵蛸30g，五味子10g，生甘草5g。14剂。

三诊：咽痛、胸肋疼痛基本消失，进食增加，精神明显好转，唯口干，偶有夜间食管灼热感，舌淡苔白，脉细。继守三诊方加牡丹皮15g，紫丹参15g，白花蛇舌草30g。继服14剂后，除进食量多稍有反酸，余无特殊不适。精神佳，面色红润。

◆ 解析

肺与大肠相为表里，肺热津伤，阴液无以下达濡润肠道，则见大便干结；肝为刚脏，为藏血之脏，体阴而用阳，燥热之邪也易伤肝阴，肝阴耗伤，阴血难于濡养肝络，则见胸胁疼痛等。少苔或苔中裂少津，脉弦细或弦细数，均为阴液不足之征。故首诊以白虎加人参汤合沙参麦冬汤为主方化裁，清肃肺胃为先，佐以益气养阴，生津利咽，以防瘀热成毒；待肺胃热毒渐清，则应据其气阴两伤之症予益气

◆ 读案心悟

养阴为主调治；症情稳定，可在辨证治疗的基础上使用活血化瘀、清热散结之品长期服用，巩固善后。

【引自】王启祥.朱良春应用益气养阴法治疗食管癌临床8例.新疆中医药杂志，2008，7（8）：256-257.

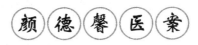

颜 德 馨 医 案

【辨证治则】属久病入络，瘀浊交搏，气机阻滞。治当清热化瘀、行气散结。

董某，男，27岁。患者胃痛10余年，反复上消化道出血，有冠心病病史，胃镜检查证实为胃窦炎及十二指肠溃疡，因症状加重，服药无效，外科检查确诊为贲门癌。建议手术治疗，但患者虑冠心病复发，多次动员，皆遭拒绝，自动出院，前来门诊求中医诊治。初诊时患者自觉胸痞腹胀，食入运迟，近来痛有定处，舌苔黄薄。中医诊断为噎膈、反胃。

【处方】蜀羊泉30g，蛇霉30g，龙葵30g，降香30g，旋覆花（包）9g，代赭石（先煎）30g，大川芎6g，枸橘李15g，干蟾皮9g，紫丹参12g。

取14剂，水煎服。二诊患者自觉药后胃脘舒适，偶有食后呃逆，守法加味，上方加刀豆子9g，继续服用。原方继服6个月，饮食体重不减，面色反转红润，胃镜复查局部病灶好转，迄今续服无所苦，仍健在。

◆解析

用衡法调气活血治噎膈。《素问·阴阳别论》称"三阳结谓之膈"。《灵枢·四时气》有"饮食不下，膈塞不通，邪在胃脘"的记载。清·徐灵胎

◆读案心悟

称噎膈之病因"必有瘀血，顽痰逆气，阻隔胃气"。认为本病的病机主要是宿瘀与顽痰阻逆，气血失调，阴阳不和为患。古人多以润养散结，开郁化痰治疗此病，效果不理想。颜老根据本病具有病久、痛有定处的特点，从瘀浊内阻、气血不畅立法，而获近期疗效。所用方中旋覆花开郁散结，利气镇逆；刀豆子下气归元，温中和胃；二者协同龙葵、蜀羊泉、蛇莓、蟾皮等化瘀抗癌，重在调气活血，衡其失衡。

【引自】刘小雨.颜德馨论衡法.北京：中国中医药出版社，2010.

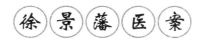

徐景藩医案

【辨证治则】此为肺胃同病，痰气瘀交阻，肺失宣肃，胃失和降。治拟肃肺化痰、行瘀和胃为法。

左某，女，81岁。2005年12月1日初诊。患者患慢性支气管炎30余年，常咳嗽、咳痰，1个月前复发，至省人民医院呼吸科住院。今年9月脘痞不适，仅能进半流质饮食，9月16日胃镜检查示食管下段贲门腺癌，无脘痛，口干欲饮水，大便日行1～2次，不黑。诊时查其舌质微红，苔薄黄而燥，脉弦细而小数，下肢不肿。诊断为痰瘀阻滞之食管癌（食管下段贲门癌）。中医诊断为噎膈、反胃。

【处方】沙参麦冬汤加减。北沙参10g，麦冬15g，黄芩6g，苦杏仁10g，木蝴蝶5g，绿梅花10g，鸡内金10g，薏苡仁30g，莪术10g，川贝母3g，谷芽30g，麦芽30g，仙鹤草15g。

每日1剂，水煎服，另予三七粉，每次1.25g，每日2次，用汤药送服。服药7剂后复诊，患者咳嗽咳痰已显著改善，唯饮食不多，胸咽有噎塞感，大便日行2次，不黑，查舌质微红，苔薄黄，脉细弦小数，高年食管癌不适宜手术，证为痰、气、瘀交阻，拟法疏润结合，化痰理气行瘀，通其膈，拟方半夏厚朴汤加减。

【处方】法半夏10g，厚朴花10g，紫苏梗10g，紫苏子10g，茯苓15g，苦杏仁10g，鹅管石15g，木蝴蝶6g，三棱10g，赤芍10g，王不留行5g，路路通3g，刀豆壳20g，麦冬20g，当归10g，炙甘草3g。

每日1剂，水煎服。药后尚合，咳嗽已愈，心下略有痞胀，饮食下咽稍有不适，可进干饭。原方加北沙参，继续治疗4个月，仍能进食半流质饮食，病情无明显恶化。

◆ 解析

化痰行气祛瘀论治噎膈。本案为食管癌，中医诊断为噎膈，且有咳嗽病史30余年，就诊时肺胃同病，因外感风邪引发宿疾，痰浊壅肺，郁而化热，故出现咳嗽、咳痰。急则治标，肃肺化痰为先，佐以行瘀和胃。方用黄芩、川贝母、薏苡仁清肺化痰；苦杏仁宣肺止咳；北沙参、麦冬养阴生津，木蝴蝶、绿梅花理气和胃；莪术活血化瘀，加三七粉行瘀、护膜宁络。药后咳嗽、咳痰显著改善，胸骨后有噎塞感，痰气瘀交阻，改从化痰理气、行瘀通膈，用半夏厚朴汤合血府逐瘀汤加减。由于药证相合，药后胃胀、吞咽不畅感明显减轻。患者年事已高，病史已久，根据"虚者润养"的原则，加北沙参养阴生津。治疗4个月，能进半流质饮食，病情无明显恶化。

【引自】涂景藩. 涂景藩脾胃病临证经验集粹. 北京：科学出版社，2010.

◆ 读案心悟

何任医案 ①

【辨证治则】食管癌术后，面色少华，咳嗽无痰，形体消瘦，舌质暗，舌苔薄，脉濡浮，为噎膈病之正虚邪实、血虚阴伤证，宜以扶正祛邪为治法。

仲某，男，58岁。2005年11月28日初诊。患者于2004年7月4日出现发热，测体温达40℃，咳嗽少痰，无胸痛，检查病理显示食管鳞状细胞癌，胃窦浅表黏膜慢性炎症、糜烂，于同年8月12日手术，术后化疗4次，11月3日支气管镜检查示右侧支气管肺癌。现患者咳嗽无痰，面色少华，形体消瘦，舌质暗，舌苔薄，脉濡浮。中医诊断为噎膈、反胃。

名医小传

何任，浙江杭州人。1940年毕业于上海新中国医学院。1955年任浙江中医学院院长，中华全国中医学会第二届常务理事。潜心于中医教育事业，培养了一批中医人才。临床长于内科、妇科病的治疗。喜用"金匮方"，对湿温急证及胃脘痛、崩漏等疑难杂病疗效显著。对《金匮要略》有深入的研究，著述甚丰。

【辨证】噎膈病，正虚邪实，血虚阴伤证。

【治法】扶正祛邪。

【处方】扶正祛邪方加减。北沙参20g，黄芪30g，女贞子15g，猪苓30g，茯苓30g，枸杞子20g，杭白菊10g，炙百部20g，猫人参40g，白花蛇舌草30g，焦酸枣仁15g，薏苡仁60g，桔梗10g，佛手10g。

取15剂，每日1剂，水煎服。药后诸症状均减，夜寐也安，效不更方，原方略行加减，继续服用。服药2个月后，病情稳定，咳嗽瘥，精神好。今继续以自拟扶正祛邪方加减治疗，患者满意。

◆ 解析

读案心悟

治噎膈以扶正祛邪为法。选用自拟扶正祛邪方加减，疗效满意。本案中的噎膈，即西医学中的食管癌。"邪之所凑，其气必虚"，《医宗必读》也云："积之成也，正气不足，而后邪气踞之"。噎膈多由阴伤气结而成，且术后患者正气衰弱，故采用扶正祛邪并施之法，以北沙参、黄芪等气阴双补，扶助正气；茯苓、猪苓、白花蛇舌草、杭白菊等消肿解毒，祛邪抗毒。诸药配合，扶正不碍祛邪，祛邪不伤正，切中其发病机制，所以疗效满意。

【引自】贺兴东，等.当代名老中医典型医案集·内科分册.北京：人民卫生出版社，2009.

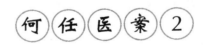

何任医案 ②

【辨证治则】本案中的噎膈，即西医学的食管癌，噎膈可由痰瘀互结而成，且术后患者正气虚弱，有骨转移，邪气盛，故扶正祛邪并施。

王某，男，53岁。2006年4月20日初诊。患者食管癌术后3年，发现骨转移3个月余，脘痛3周就诊。诊时患者神清，精神疲，体瘦，头发花白，面色苍白，舌质淡苔白，脉弦虚。中医诊断为噎膈、反胃。

【辨证】噎膈病正虚邪实证。

【治法】扶正祛邪、蠲痛。

【处方】脘腹蠲痛方治疗。威灵仙15g，急性子12g，黄芪30g，女贞子15g，枸杞子30g，猪苓30g，茯苓30g，白芍30g，延胡索15g，生甘草10g，白花蛇舌草30g，鼠妇9g，猫人参40g，蒲公英30g，沉香曲10g，炙鸡内金15g，焦六曲10g。

取7剂，每日1剂，水煎服。复诊时患者脘腹剧痛已解，腰痛缓解，余可，效不更方，适当加减。再服14剂后，病情稳定。

◆ 解析

　　脘腹蠲痛方治噎膈脘痛。《医宗必读》云："积之成也，正气不足，而后邪气踞之。"方中先使"正气存内，邪不可干"。再思其脘痛3周，急则治其标，故也蠲痛。方中黄芪、女贞子、枸杞子等扶助正气；茯苓、猪苓、白花蛇舌草等消肿解毒、祛邪抗毒；白芍、威灵仙等缓急蠲痛。诸药配合，扶正祛邪，消肿解毒，缓急蠲痛，切中其发病机制，故而药后疗效较好。

【引自】贺兴东，等.当代名老中医典型医案集·内科分册.北京：人民卫生出版社，2009.

◆ 读案心悟

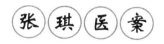

【辨证治则】 治噎膈当益气养阴生津。

　　某患者，女，50岁，系食管贲门失弛缓患者。患者因家庭纠纷而起病，初觉食下不顺，继则噎膈梗阻，每日只进食2两主食，多食则反胃吐出，进流食稍好，但也不甚通畅，经医院检查排除食管癌，诊断为贲门失弛缓症，中西医多方治疗无明显效果。就诊时患者精神抑郁，自觉胸胁胀满不舒，每食则胸骨下部烧灼感明显，小便短赤，大便秘结，1周1行，舌质红，苔白而干，脉沉细数。中医诊断为噎膈、反胃。

【辨证】肝郁化火，耗伤气阴。

【处方】石斛20g，北沙参20g，当归20g，郁李仁20g，生地黄15g，熟地黄15g，清半夏15g，枳实15g，佛手15g，知母15g，桃仁15g，麦冬15g，太子参10g（或人参5g），生代赭石30g，甘草10g，夏枯草30g，生栀子15g。

嘱患者徐徐进药少量服之，防止用量过大导致呕吐。初服药吐出约一半，继续服后吐出少量药，连服1剂半，渐觉吞咽通畅，能进少量食物。前方加大黄7g，服后大便通畅，2日1行，进固体食物仍有梗阻，但程度较前明显减轻。患者先后5次复诊，共服药40余剂，进食基本如常人，遇情志刺激仍偶觉胁胀腹满，但未再发生噎膈呕吐。后停药观察，随访年余，病情稳定。

◆ 解析

本例食管贲门失弛缓患者张老按中医噎膈论治，辨证属肝郁化火，气阴两亏，津液不足。气虚无以斡旋，贲门弛张节律失常；阴亏液伤，饮食入口难于下行，大便燥结；舌质红，少津，脉细，均为气阴两亏之候。根据其辨证，以疏肝解郁、清热泻火、益气养阴生津为治法，由于方药对证，故而药后病情逐渐好转康复。

【引自】车前行.张琪主任治疗食管疾病2例.山西中医，2008，24（2）：6.

◆ 读案心悟

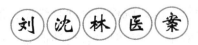

刘 沈 林 医 案

【辨证治则】临证经治，以中虚气滞、痰瘀凝毒未尽立论，采用健脾益气、化瘀散结等法治之。

陈某，男，68岁。2010年4月13日初诊。患者因进食哽噎1个月余，经胃镜检查及病理诊断：食管距门齿32～28cm处狭窄病变，为鳞状细胞癌。于2010年1月8日，行食管癌根治术。术中见肿瘤位于食管中段，长约5cm；下腔静脉及食管旁多处可及肿大淋巴结。术后病理：食管溃疡性中—低分化鳞形细胞癌，肿块大小4.5cm×3cm×1cm。环周切缘及食管胃组织吻合圈2枚癌组织残留。病理分期（T_2N_0MX）。未行放、化疗。患者手术2个月后，因体重下降，吞咽哽噎明显，而求治于中医。诊时胃脘痞胀疼痛，饮食量少，时有呕恶，进食哽噎，口干，舌红，苔薄白，脉细弦。中医诊断为噎膈、反胃。

【辨证】中虚气滞，痰瘀未尽。

【治法】健脾理气，化痰散结。

【处方】太子参15g，炒白术10g，云茯苓15g，炙甘草3g，法半夏10g，广陈皮6g，紫苏梗10g，枳壳10g，三棱10g，莪术10g，南沙参15g，麦冬15g，威灵仙15g，急性子15g，山慈菇15g，石见穿15g。

上药水煎服。另：守宫粉、三七粉，每次各1g，每日2次调服。

二诊：2010年5月4日。服药月余，胃脘胀痛减轻，吞咽哽噎感也有改善。但嗳气时作，呕吐黏痰较多，口干，尿黄，舌红苔薄白，脉细弦。肝胃不和，阴虚痰结，瘀毒内阻。治拟理气和胃、滋阴清热、化痰散结。

【处方】紫苏梗10g，枳壳10g，青皮、陈皮各6g，法半夏10g，大生地黄15g，南沙参15g，麦冬15g，桑白皮10g，瓜蒌皮15g，炒紫苏子10g，莱菔子10g，威灵仙15g，急性子15g，石打穿30g。

另：守宫粉、三七粉，每次各1g，每日2次调服。

三诊：2010年6月3日。服药1个月，黏痰渐少，脘腹胀痛缓解，吞咽梗阻症状已轻，大便通畅，每日1次。舌偏红苔薄白，脉细弦。拟再化痰散结，降逆和胃。原方去生地黄，加旋覆花（包煎）10g，代赭石（先煎）30g。继用守宫粉和三七粉，每次各1g，每日2次调服。

四诊：2010年7月1日。患者梗阻感已轻，近来又有反酸兼呕，少量痰涎，胸脘有灼热感，嗳气，咽痛。舌苔薄黄腻，脉细弦。痰热内阻，胃失和降。治当化痰散结，降逆和胃。

【处方】旋覆花（包煎）10g，代赭石（先煎）30g，川连3g，炒竹茹10g，枳壳10g，法半夏10g，陈皮6g，茯苓15g，枇杷叶10g，煅瓦楞子粉（先煎）30g，威灵仙15g，急性子15g，山豆根15g，石打穿30g，半枝莲30g。

另：守宫粉、三七粉，每次各1g，每日2次调服。

五诊：2010年8月3日。食管癌术后8个月，进食顺畅，无明显梗阻感。近期复查CT及肿瘤标记物未见新发病灶。食欲尚好，咳吐黏痰，色白量多，近日感冒后尤为明显。大便不畅，舌苔薄白，脉细弦，拟法健脾益气、化痰散结。

【处方】 炙黄芪15g，太子参15g，南沙参、北沙参各15g，麦冬15g，威灵仙15g，急性子15g，化橘红10g，法半夏10g，冬瓜子30g，炒枳壳10g，紫苏梗10g，三棱10g，莪术10g，半枝莲30g，石打穿30g。

另：守宫粉、三七粉，每次各1g，每日2次调服。患者服用上方后咳吐痰涎逐渐减少，咽部有轻度不适感，吞咽进食顺畅，胃脘无饱胀，大便通畅，自觉较为舒适。继以健脾和胃，化痰散结调治。原方加减服用3个月。

六诊：2011年1月25日。入冬以来，患者腹部怕冷，胃脘痞胀，食欲减退，大便溏薄，日行2～3次，腹鸣，反吐少量清稀痰涎。舌苔薄白腻，脉细。此乃脾虚寒湿内阻，治拟健脾化痰、降逆和胃。

【处方】炒党参15g，炙黄芪15g，炒白术10g，茯苓15g，煨木香10g，陈皮6g，益智仁10g，法半夏10g，白芥子5g，威灵仙15g，急性子15g，炒紫苏子10g，炮姜炭3g，肉豆蔻5g，旋覆花（包煎）10g，代赭石（先煎）30g。

另：守宫粉、三七粉，每次各1g，每日2次调服。患者药后大便已实，腹冷症状改善，脘腹无痞胀，痰涎已少，吞咽顺畅，进食正常。在门诊服用中药调来，多次复查病情稳定。

◆ 解析

本案食管癌根治术后未行放、化疗，因术后2个月，患者仍感觉吞咽有哽噎感，体重下降，食欲不振，就诊于中医。采用降逆和胃等法配合运用，使症状得以改善，食欲转好，吞咽不适症状消失，体重恢复。除汤药之外，兼用守宫粉、三七粉冲服，以加强化瘀散结之

◆ 读案心悟

功，对于预防食管癌术后复发，尤其对伴有吞咽不畅者似有一定作用。

【引自】高新彦，等.古今名医医案赏析.北京：人民军医出版社，2003.

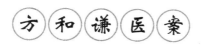

【辨证治则】患者年高体衰，正气渐虚，抗邪无力，以致邪毒肆虐，搏结于食管，胃失和降，痰气交阻，久而蕴热成毒，耗伤胃阴，食管失于濡润，故发为噎膈。治则清热解毒、散结消肿。

车某，男，77岁。2009年6月初诊。食管癌术后2年，呕吐、进食梗阻1个月。患者于2007年4月行食管癌根治手术，术后病理诊断为食管中段鳞癌2期，术后因年高未行放、化疗。1个月前，出现反复呕吐黏液及酸苦水，并进行性加重，发展为食入即吐。现仅能进食羊乳，时时泛恶，呕吐黏液，口苦咽干，大便干结，胸背疼痛，四肢乏力，行动需家人扶持。舌质干红，有裂纹，苔前剥而根腻，脉细数而涩。胃镜检查示食管中段见菜花状肿块，表面污秽，质脆易出血，内镜不能通过，病理查见鳞癌，考虑食管癌局部复发。中医诊断为噎膈、反胃。

【辨证】痰热互结，胃阴亏耗，失于降和。

【治法】和胃降逆，养阴清热，解毒散结。

【处方】旋覆花（包）12g，代赭石（先煎）20g，刀豆子10g，紫丹参15g，砂仁（后下）3g，降香10g，大白芍15g，乌梅10g，木瓜10g，北沙参15g，大麦冬10g，黄芩10g，浙贝母10g，天花粉20g，煅瓦楞子（先煎）40g，急性子10g，威灵仙10g，炒谷芽、炒麦芽各15g，炙甘草5g。

另以守宫粉、三七粉、莪术粉、炙鸡内金粉等量混合均匀，每日3次，每次2g（每药各0.5g），温开水调服，共14剂。

二诊：已能进半流质饮食，呕吐黏液及胸痛明显减轻，精神、体力也渐恢复，唯口干、便结改善不著，遂于原方中加火麻仁20g，瓜蒌子10g，玄参10g，制军5g，再进28剂，症情逐日缓解，渐能基本正常饮食。

◆ 解析 ◆ 读案心悟

　　病至晚期，气、痰、瘀、毒、虚并见，而又以邪毒内盛，阻于食管关隘，食饮将绝，危及生存为急，故治疗仍当以通降散结为先，以旋覆代赭汤合丹参饮为主方，并以守宫、三七、莪术、炙鸡内金散剂加强解毒破结之功，佐以养阴濡润之沙参、麦冬、乌梅、白芍等，邪去而正复。

【引自】高新彦，等.古今名医医案赏析.北京：人民军医出版社，2003.

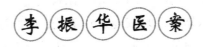

李 振 华 医 案

　　【辨证治则】患者手术之后，气血两伤，脾胃失和，故而痰浊内生，与瘀互结，阻遏气机。以活血化瘀，健脾祛痰等法治之。

　　葛某，男，49岁。2008年8月初诊。食管癌手术后半个月，自觉痰多，呃逆，乏力，遂来我院治疗。症见口唇紫暗，痰涎壅盛，呕出胶痰，进食梗阻，胸膈胀闷，疲乏无力，二便尚调。舌暗晦，苔厚腻，脉弦细滑无力。诊断为噎膈。

　　【辨证】痰湿壅阻，气虚血瘀。

　　【治法】健脾燥湿，降气化痰。

　　【处方】旋覆花12g，代赭石（先）30g，党参15g，白术10g，茯苓15g，橘红10g，法半夏10g，浙贝母10g，全瓜蒌20g，川桂枝6g，淡干姜5g，广郁金10g，丹参15g，威灵仙10g，急性子10g，莪术10g，白花蛇舌草15g，炙甘草5g。

　　水煎服，每日1剂，连续服用14剂。

　　二诊：痰多胸闷、进食梗阻症状缓解，唯口唇仍紫暗，仍感乏力，舌苔薄白根腻。原方加黄芪30g，当归15g，干地龙10g，山慈菇15g，14剂。

三诊：精神体力明显好转，乏力症状也有改善，健脾益气、化痰散结善后。半年后身体基本康复，现能从事原岗位正常工作。

◆ 解析

明·李中梓《医宗必读》认为："大抵气血亏损，复因悲思忧患，则脾胃受伤，血液渐耗，郁气生痰，痰则塞而不通，气则上而不下，妨碍道路，饮食不下，噎塞所由成也。"明·戴元礼《证治要诀》谓："诸痞塞及噎膈，乃是痰为气所熬而上，气又为痰所隔而滞，痰与气搏，不能流通。"由此可知，本病的主要病理因素为痰气交阻，对本病的辨证应抓住痰、瘀、虚三字。因此，治疗应在健脾益气基础上，活血化瘀，除痰散结。该患者的治疗先以降气化痰、活血散结为主，辅以益气健脾，采用旋覆代赭汤合贝母瓜蒌散、四君子汤化裁；待痰湿渐化，则加入补阳还五汤以增补气活血之效，禅正气充沛则行血有力，脾胃健旺则痰生无源。

【引自】李振华.应用活血化瘀法治疗食管癌临床5例.新疆中医药杂志，2012，12（5）：136－137.

◆ 读案心悟

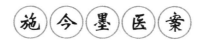

【辨证治则】本案观其脉证，痰气交阻为其主要病机，治当降气化痰为主，兼以活血散结。

常某，男，38岁。患者经北京协和医院检查，诊断为食管癌已半年余。

近来每日只能进食流质，喉间堵闷，胃部胀满，反酸嗳气，口中痰涎多，背痛，精神倦怠，医院拟手术治疗，患者不愿，故延中医治疗。舌苔厚腻，脉细软。中医诊断为噎膈、反胃。

【辨证】痰气交结，气血运行受阻，久则气血痰结，阻滞食管胸膈，遂成噎膈之证。

【治法】化痰解郁，调理气血。

【处方】桃仁、杏仁各6g，大力子6g，怀牛膝10g，紫厚朴5g，苦桔梗5g，薤白头10g，莱菔子6g，代赭石12g（旋覆花6g同布包），全瓜蒌20g，莱菔缨6g，茜草根10g，丹参（米炒）15g，广皮炭6g。

二诊：服8剂，噎阻减轻，反酸、嗳气及背痛均稍好，已能食馒头及挂面等物，但食后不易消化。

【处方】薤白头10g，全瓜蒌25g，桃仁、杏仁各6g，紫厚朴5g，法半夏6g，代赭石12g（旋覆花6g同布包），茜草根10g，丹参（米炒）15g，怀牛膝10g，大力子6g，山慈姑10g，白梅花8g。

三诊：月余患者由山西家乡带信来云第二次方又服10剂，现在每顿饭可吃一个馒头一碗面条，咽下慢，饮食在入胃时感到滞涩，不易消化，有时吐白沫，背仍常痛，精神比前强。复信嘱其将二诊方加3倍量，研极细末分成200小包，每日早、午、晚各服1包，白开水送服。

◆解析

　　施老先生所选瓜蒌薤白、半夏厚朴、旋覆代赭等方也为临床医家所常用，然方中大力子一味，值得深入探究。大力子为牛蒡子别名，方中用之取其解毒散结之效。明·缪希雍《本草经疏》称："为散风除热毒之要药。辛能散结，苦能泄热，热结散则脏器清明。"王逊《药性纂要》谓："大力子，味辛苦气寒，有

◆读案心悟

通达内外之功，外而疏壅滞去皮肤中风湿，细者斑疹，大者痈毒，服久能消；内而上利咽膈清风热，下利腰膝凝滞之气。"今人也在牛蒡根中提取出抑制肿瘤生长的物质，故在辨证基础上配合使用，效验卓然。

【引自】祝谌予，等.施今墨临床经验集.北京：人民卫生出版社，2006.

第十章

食管癌

第十一章　胃癌

　　胃癌是指原发于胃黏膜上皮组织的消化道常见恶性肿瘤，其患病率和病死率均居于各种肿瘤的前位。本病可发生于任何年龄，但以40～60岁多见。其确切的病因尚未完全阐明，目前认为与慢性萎缩性胃炎、胃息肉、慢性胃溃疡、胃黏膜异型增生和肠上皮化生、残胃及长期幽门螺杆菌（Hp）感染等多种因素有关，也与生活习惯、饮食种类、环境因素、遗传因素、精神因素等有一定的关系。胃癌可发生于胃的任何部位，但多见于胃窦部，尤其是胃小弯侧。组织学上，以腺癌为主，少见的类型有鳞状细胞癌、腺鳞癌、类癌、小细胞癌等。腺癌又可分为乳头状腺癌、管状腺癌、低分化腺癌、黏液腺癌和印戒细胞癌。胃癌的扩散形式有直接蔓延、淋巴结转移、血行播散、腹腔内种植转移四种，其中以直接蔓延和淋巴结转移为主，血行播散以肝最为常见。

　　胃癌在中医古籍中没有相同病名的记载，但随其主症不同，可分属于中医学"噎膈""胃脘痛""伏梁""积聚""心下痞""胃反""癥瘕积聚"等范畴。

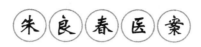

朱良春医案

【辨证治则】患者贲门癌术后复发，吞咽不畅，病属"噎膈"范畴。治宜活血化瘀，祛瘀消癌。

杨某，男，62岁。2005年3月初诊。贲门癌术后2年复发。胃镜检查示吻合口狭窄伴糜烂，病灶约0.6cm，内镜不能通过，病理诊断为腺癌。就诊时患者胃脘部疼痛较剧，引及后背亦痛，胸骨后梗阻不舒，仅能进少量半流饮食，畏寒腹冷，大便溏薄，日行2～3次，舌质淡胖，边有齿痕，苔薄白腻，脉沉细。中医诊断为心下痞、癥瘕积聚。

【辨证】中焦虚寒，癌毒内聚。

【治法】温中理气，化瘀散结。

【处方】潞党参15g，炒白术10g，炮姜炭3g，炙黄芪15g，川桂枝10g，白芍15g，制附子5g，延胡索10g，高良姜5g，制香附10g，丁香5g，急性子15g，半枝莲30g，炙甘草3g。

每日1剂，水煎内服，每日2次。服药2周后胃脘部疼痛明显减轻，大便成形，哽噎感缓解。后以此方加减，症状继有改善，食欲增加，能进普食，症情较为平稳。

◆ 解析

从临床证候来看，患者胃痛较剧，形寒怕冷，便溏，舌质淡胖，边有齿痕，脉沉细，是属虚实兼见，既有癌毒内阻更有脾胃虚寒之候。其治法以附子理中汤、黄芪建中汤、良附丸等温运脾阳，理气和胃，散寒止痛；又以丁香、

◆ 读案心悟

急性子、半枝莲等通膈行气，解毒散结，故临床疗效较好，达到改善症状，提高生活质量，延长生存期的目的。

【引自】朱良春.朱良春用药经验集.长沙：湖南科学技术出版社，2007.

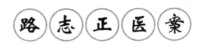

【辨证治则】气滞血瘀、瘀毒内阻是晚期胃癌的常见证型。治则消肿止痛、活血化瘀。

秦某，女，53岁。2008年11月初诊。患者有慢性萎缩性胃炎伴肠上皮化生病史多年，2008年春节因饮食不慎，胃脘部持续痞塞疼痛，后经胃镜检查诊断为胃癌，遂进行手术治疗。病理示胃腺癌3期。术后经6个疗程化疗，病情一度稳定。2008年10月初开始，胃脘部胀痛又起，复查胃镜示残胃炎伴不典型增生Ⅱ度。就诊时胃脘部疼痛作胀，有时较剧，腹部畏寒怕冷，食纳不振，大便溏烂不爽，左锁骨上可触及较硬淋巴结。舌质淡紫有瘀斑，脉细涩。中医诊断为心下痞、癥瘕积聚。

【辨证】瘀血内阻，胃气郁滞，脾失健运。

【治法】健脾和胃，化瘀散结。

【处方】炙黄芪15g，桂枝10g，白芍15g，炙甘草5g，桃仁10g，红花10g，失笑散（包）12g，紫丹参15g，木香10g，陈皮6g，法半夏10g，延胡索10g，蜀羊泉30g，半枝莲30g。

每日1剂，水煎内服。

二诊：患者服药1周后，胃脘疼痛逐渐缓解，上腹部仍有痞塞感，食欲不振。在原方基础上加香橼皮10g，炙鸡内金（包）10g，以理气消积。药后症状明显改善，饮食增加。后以香砂六君和桃红四物化裁，适当加入蜈蚣、守宫等虫类药物以增加解毒散结之功效。患者先后服药1年半，至今仍病情稳定，未有复发。

◆ 解析

◆ 读案心悟

瘀血不散，疼痛难以消除，故用桃仁、红花、失笑散、紫丹参活血化瘀，木香、陈皮、法半夏、香橼皮、延胡索理气和胃。患者舌质偏淡，腹部畏寒怕冷，为胃有虚寒，故以黄芪建中汤扶正为治。其间运用少量虫类药物和清热解毒药物能增强抗癌疗效。治疗过程攻补兼施，掌握病证特点，处方用药符合病机，故能取得较好的疗效。

【引自】桑希生，等.内科临证医案.北京：人民军医出版社，2010.

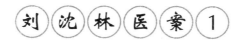

刘沈林医案1

【辨证治则】胃癌晚期。治疗以化瘀散结，消癌止痛为主。

顾某，女，59岁。2010年7月7日初诊。患者于2009年12月21日，在南京市鼓楼医院行胃癌根治术，术后病理示胃窦小弯溃疡型黏液腺癌，脉管内见癌栓，神经见癌侵犯，胃周淋巴结5/24枚见癌转移。于2010年1月28日查CT示左肾上腺占位；颈部B超示颈部多发淋巴结肿大，考虑转移。诊断为胃癌Ⅳ期。予化疗6个疗程。近查白细胞偏少。诊时患者食欲缺乏，大便溏薄，肠鸣，肢端麻木。舌苔薄白，脉细。中医诊断为心下痞、癥瘕积聚。

【辨证】脾气虚弱，瘀毒内结。

【治法】益气健脾，化瘀散结。

【处方】生黄芪30g，潞党参15g，炒白术10g，云茯苓15g，全当归10g，白芍10g，法半夏10g，陈皮6g，炒白扁豆15g，煨木香10g，炒薏苡仁15g，鸡血藤15g，炮姜炭3g，肉豆蔻5g，蜀羊泉30g，仙鹤草30g。

二诊：2010年7月21日。药后便溏、肠鸣改善，左下腹有时隐痛，肢端仍感麻木，口干苦，舌苔薄黄，脉细，原法调治。原方去黄芪、当归、炮姜、肉豆蔻、鸡血藤，加三棱10g，莪术10g，炙乌梅5g，五味子5g。

三诊：2010年8月11日。胃脘饱胀，或有隐痛，食欲不振，大便不实，口干口苦，舌苔薄黄，脉细。健脾养胃，祛邪解毒。

【处方】太子参15g，炒白术10g，云茯苓15g，怀山药15g，广木香10g，砂仁（后下）3g，香橼皮10g，炙鸡内金10g，三棱10g，莪术10g，枳壳10g，蒲公英15g，川连3g，炒栀子10g，大生地黄15g，石见穿30g。

五诊：2010年9月15日。近来汗出较多，胃脘灼热，喜冷饮，口干口苦，舌苔薄黄，脉细。气虚郁热，胃阴不足，治以益气健脾，养阴清热。

【处方】太子参15g，生黄芪15g，当归10g，白芍10g，川连3g，黄芩10g，大生地黄20g，北沙参15g，麦冬12g，五味子5g，炙乌梅5g，炙甘草5g，佛手10g，枳壳10g，白花蛇舌草30g。

十诊：2010年12月11日。化疗反应致手足麻木，食欲欠振，腹部隐痛，面色萎黄，苔薄白，脉细，治以扶正祛邪，调理脾胃。

【处方】炒党参15g，炙黄芪15g，炒白术10g，云茯苓15g，陈皮6g，法半夏10g，木香10g，砂仁（后下）3g，佛手10g，枳壳10g，台乌药10g，蜀羊泉30g，白花蛇舌草30g，炙甘草5g，大枣10g。

十五诊：2011年5月10日。胃癌术后近1年半，近期复查：部分骨转移，左肾上腺及胰后方圆形结节病灶，腹膜后淋巴结肿大。目前腰背疼痛，舌苔薄白，脉细。治以补益脾肾，化瘀解毒。

【处方】炙黄芪15g，太子参15g，全当归10g，赤芍、白芍各10g，炒白术10g，云茯苓15g，木香10g，砂仁（后下）3g，蜈蚣2条，全蝎6g，炮穿山甲（先煎）10g，续断15g，金狗脊15g，淫羊藿10g，白花蛇舌草30g，石见穿30g，炙甘草5g。

十六诊：2011年7月6日。服药近2个月，后背疼痛已轻，胃脘仍有隐痛，苔薄白，脉细。拟再益气健脾、化瘀解毒。

【处方】太子参15g，炙黄芪15g，炒白术10g，云茯苓15g，陈皮6g，木香10g，全当归10g，白芍10g，山茱萸15g，蜈蚣2条，全蝎6g，仙鹤草30g，白花蛇舌草30g，延胡索10g，炙甘草3g。

十七诊：2011年8月10日。仍感乏力，口干口苦，舌质偏红，脉细，原法再进。原方去黄芪、当归，加炙乌梅5g，黄芩10g，三棱10g，莪术10g。

二十诊：2012年1月11日。晚期胃癌骨转移，胃脘嘈杂反酸，背脊疼痛，舌质红，脉细，仍予健脾益气，扶正祛邪。

【处方】炒党参15g，炒白术10g，云茯苓15g，怀山药15g，木香10g，砂仁（后下）3g，陈皮6g，法半夏10g，炒薏苡仁15g，川黄连3g，淡吴茱萸3g，煅瓦楞子粉（包煎）30g，蜈蚣2条，全蝎6g，菝葜30g，石打穿30g。

二十五诊：2012年7月4日。近来复查CT示肾上腺占位，腹膜后稍大淋巴结，病灶较前保持稳定。近来面色萎黄，下肢酸麻怕冷，便溏不爽，舌苔薄白，脉细。治以温补脾肾，化瘀解毒。

【处方】炙黄芪15g，炒党参15g，怀山药15g，山茱萸10g，熟地黄15g，煨木香10g，制附子5g，肉桂（后下）3g，鹿角胶（代，烊化）10g，三棱10g，莪术10g，当归10g，菟丝子15g，石见穿30g，炙甘草3g。

三十二诊：2013年4月15日。服药治疗以来，病情相对平稳。唯近来颈部带状疱疹疼痛较剧，面部至右半肢体抽痛不已，气短疲惫，大便不实。舌质红，苔薄黄腻，脉细。正气不足，邪滞络阻，瘀毒为患。治当补正托毒，散结和络。

【处方】生黄芪60g，当归10g，赤芍10g，大生地黄30g，蜈蚣3条，全蝎6g，僵蚕10g，金银花15g，牡丹皮10g，生甘草3g。

三十三诊：2013年5月31日。带状疱疹已愈，面部及肢体已不抽痛。唯食欲尚欠振，腹部胀满，大便不调。舌苔薄白，脉细。拟再益气扶正，化瘀解毒。

【处方】生黄芪60g，炒党参15g，炒白术10g，怀山药30g，云茯苓15g，三棱10g，莪术10g，木香10g，陈皮6g，枳壳10g，川厚朴10g，莱菔子15g，石见穿30g，白花蛇舌草30g，炙甘草3g，炒建曲15g。

三十八诊：2014年3月19日。经上方加减调治，诸症俱减，冬令时节又服用过膏方。近复查CT示病情稳定，肿瘤标志物正常。食欲较好，脘腹无胀痛，唯大便偏干，舌苔薄白，脉细。气虚瘀毒内留，治再益气扶正，化瘀解毒。

【处方】生黄芪60g，炒党参15g，炒白术10g，云茯苓15g，怀山药15g，当归10g，白芍10g，三棱10g，莪术10g，木香10g，陈皮6g，瓜蒌子15g，火麻仁15g，莱菔子15g，石见穿30g，白花蛇舌草30g。

患者晚期胃癌，自2010年9月以来，坚持服用中药，从未间断，至今已3年8个月，病情相对稳定，精神食欲较好，日常生活均能自理。

◆解析

本案患者已属晚期胃癌，经6个疗程化疗之后，基本以中药为主调治。中医施治以正虚为本，重在补益脾胃，扶正托毒，化瘀散结为其治法。观其方药，补气扶正之味用量偏重，是考虑晚期患者正气亏虚，功能衰退，不以攻邪为主，而在扶助正气的基础上，结合病情辅以祛邪。前人曰"养正积自除"，此之谓乎？

【引自】刘沈林.刘沈林医案医话选.北京：人民军医出版社，2013.

◆读案心悟

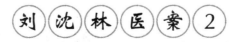
刘沈林医案 2

【辨证治则】患者胃癌转移，形体消瘦，病属晚期。治则扶正消肿，活血止痛。

张某，男，63岁。2012年8月7日初诊。患者因上腹部疼痛不适，经胃镜检查诊断为胃癌，于2011年11月3日行远端胃癌根治手术。术后病理示胃低分化腺癌，累及全层达浆膜外，周围淋巴结（20/39）见癌转移，脉管内见癌栓，神经见癌浸润。术后静脉化疗6个疗程。2012年7月9日复查CT示腹膜、腹腔淋巴结、肝多发转移。CEA：604.9ng/mL，CA199：463U/mL，均显著增高，病属癌症晚期。来诊时，患者形体消瘦，体虚乏力，面色萎黄，食欲欠振，排便不畅，腹部冷痛，引及后背。舌质紫黯，边有瘀斑，舌苔薄白，脉细涩。中医诊断为心下痞、癥瘕积聚。

【辨证】正气虚衰，瘀毒内留。

【治法】补气扶正，化瘀解毒。

【处方】生黄芪60g，当归15g，三棱20g，莪术20g，肉桂（后下）3g，炮姜3g，制军5g，台乌药10g，炙五灵脂10g，陈皮5g，生甘草5g。

二诊：2012年8月28日。药后自觉体力有所增加，食欲渐好，大便较畅，腹部疼痛亦有减轻，唯后背疼痛显著。舌质黯紫，脉细弦。正气未复，癌毒内聚。原法再进，补气养血，通瘀止痛，攻毒散结。原方加蜈蚣2条，全蝎6g。

三诊：2012年12月11日。患者连服上方3个月余，复查肝及腹腔淋巴结转移灶较前变化不大，CEA：405.6ng/mL，CA199：351U/mL，较前略有下降。面色已转红润，饮食如常，下腹部有时疼痛、胀满，大便偏干。舌质黯，苔薄白，脉细。治再补气扶正，化瘀散结。

【处方】生黄芪60g，当归15g，三棱20g，莪术20g，炙五灵脂10g，肉桂（后下）3g，台乌药10g，青皮、陈皮各5g，火麻仁15g，瓜蒌子15g，生甘草5g。

五诊：2013年2月20日。病情如前，近来脊背疼痛，夜寐不安。舌苔薄白，脉细。原法继进。原方加蜈蚣2条，全蝎6g，酸枣仁30g。

八诊：2013年5月21日。近来腰脊疼痛较剧，大便不畅，腹部疼痛已缓。舌苔薄白，脉细。治以扶正托毒，化瘀散结，佐以温通督脉。

【处方】生黄芪60g，当归15g，独活10g，鹿角胶（代，烊化）10g，肉桂（后下）3g，金狗脊15g，续断15g，杜仲15g，三棱15g，莪术15g，炙五灵脂10g，全蝎6g，蜈蚣2条，生甘草5g，火麻仁30g。

十诊：2013年9月11日。腰脊疼痛已明显改善，腹痛隐隐，食欲正常。原法继进。原方加九香虫3g，台乌药10g。

十三诊：2014年1月15日。胃癌肝、腹腔多发转移，病程1年半，经中药调来病情相对稳定。近查CT：肝转移灶未见增大，腹腔淋巴结部分缩小。CEA：208.6ng/mL，CA199：186U/mL，均较前下降。目前腹部及腰脊疼痛不显，食欲尚可，大便畅通，夜寐较安。舌苔薄白，脉细。治再补气扶正，化瘀消癥。

【处方】生黄芪60g，炒党参15g，炒白术10g，茯苓15g，怀山药15g，三棱20g，莪术20g，当归15g，白芍15g，肉桂（后下）3g，生甘草5g，仙鹤草30g，石见穿30g。

◆ 解析

本案患者胃癌远处转移，病属晚期。一般来说，生存时间较短。因正气虚衰，癌毒弥散，病情至重。该案重用黄芪内补托毒，配以当归，补气养血，是以扶正为主；三棱、莪术用量亦较一般偏重，旨在化瘀消癥。前人有云："中医不传之秘在量上"，对此重症顽疾，大概非一般常药所能奏效。患者坚持以中药治疗1年多，疼痛症状改善，生活质量提高，肿瘤指标也有一定幅度下降。此例虽为个案，但从一个侧面，对于药物量效关系的研究，提出了一些新的思考。

【引自】刘沈林.刘沈林医案医话选.北京：人民军医出版社，2013.

◆ 读案心悟

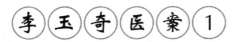

李 玉 奇 医 案 ①

【辨证治则】形体消瘦，精神萎靡，面色灰垢无华。危证也，治以健脾和胃，化瘀消痛之法。

付某，男，54岁。2004年5月14日初诊。来诊时患者症见胃脘胀痛伴嗳气，食后加重，食纳尚可，无其他不良反应，唯脉来弦实有力。李老当即告知患者随行人员，付某脉来与症不符，应立即检查防患于未然。半个月后，付某因病情加重来复诊，此时才得知其本人未遵医嘱，轻视病情。诊得其脉，惶惶然，如循刀刃。李老再三嘱托，付某才到省肿瘤医院检查胃镜。胃镜提示：①进展期胃贲门癌（隆起样病变）；②慢性浅表萎缩性胃炎；③十二指肠壶腹部炎。活检病理：贲门腺癌。中医诊断为心下痞、癥瘕积聚。

患者立即到北京某权威医院行手术治疗。腹腔打开后，该院手术人员惊诧万分，因为此例为该院建院来胃癌手术发现最早最及时的一例。出院回沈后，患者脉象由弦实有力转为沉细无力，此为邪去正安之象，为脉之顺证，提示暂无生命危险。为缓解放、化疗之不良反应予以开方用药。

【处方】救胃延龄汤。苦参20g，槐花10g，甘草15g，藏红花5g，茯苓20g，海螵蛸25g，红豆蔻15g，败酱草20g，白蔹25g，麦芽15g，白扁豆15g，瓦楞子20g，蓼实15g。每日1剂，水煎服。

上方加减共服药半年余，病情比较稳定，患者食欲可，偶有胃脘胀闷不适感。李老嘱其定期复查胃镜，病情变化随时就诊。至今，该患者身体状况一直保持良好。

◆ 解析

发现胃癌癌前期病变的三大指征：①脉来弦实有力；②望诊可见肿瘤面容，舌面萎缩无神无根；③体重急剧下降，胃脘胀满，全无食欲。如在临床遇有脾胃病患者，面色灰垢无华，形体消瘦，舌体萎缩，舌面少津，无神无根，口干渴而不欲饮，胃脘胀满而无痛楚，体重急剧下降，特别是脉来弦实有力，多为癌前病变。按病久当虚，脉应无力，今反弦实有力，乃因正邪交争，正气被病邪所夺，阴阳离决，故脉反大于外，并非正常，乃病使然。舌

◆ 读案心悟

面无神无根，胃津匮乏，证明胃气衰败而离决；口干渴不欲饮水，乃病在血分不在气分；体重急剧下降，乃胃阳欲脱，脾阴匮乏，病入险境，多为癌前病变指征。对这样的患者，李老主张暂停施方用药，一俟胃内镜、病理（需钳取活检病理4～6块）为准，定性后再立治疗方案。通过本程序经治病例，几乎没有漏诊或误诊。

【引自】张会永.从《脾胃论》发挥到萎缩性胃炎以痈论治学说——解读李玉奇教授脾胃病临床经验.中华中医药学刊，2007，25（2）：208-212.

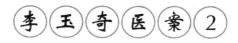

【辨证治则】 证为热毒炽盛、正虚瘀结。治以活血化瘀，散结止痛。

李某，女，30岁。胃脘疼痛反复发作已四五年，曾多次在本市其他医院就诊，按胃炎、胃溃疡等治疗，效果不理想。2个月前胃脘疼痛突然加剧，在市一院诊为"胃溃疡合并穿孔"，给以手术治疗，术中发现胃癌晚期，且广泛转移，已无法手术。1995年9月24日第一次抬来求李老诊治。患者主要临床表现：脘腹疼痛剧烈，难以忍受，日夜哀号。靠麻醉药品止痛度日，伴有发热，喘息咳嗽，食纳极差，大便硬如羊屎，时有呕吐。查体：体温38.8℃，面色萎黄，肌肤干燥，形体消瘦。上腹膨大，可触及坚硬如石之包块，锁骨上淋巴结肿大，舌紫暗尖赤，苔白厚腻无根，脉洪大有力。证属元气大亏，气滞血瘀，热毒炽盛之本虚标实证。李老沉思长久，乃出一方，并告知患者家属，患者癌细胞已广泛转移，各脏器功能衰竭，又加上毒势强烈，患者痛不欲生。目前的医疗条件，尚无特效的治疗方法，所开处方只能减轻患者痛苦，达到不痛不热，暂时维持生命，提高生命的质量。

【处方】 苦参40g，黄药子20g，当归50g，白花蛇舌草100g，延胡索20g，柴胡50g，炙刺猬皮20g，没药20g，乳香20g。

水煎3次，3煎药汁混合后，分6次服，3小时内服完，若患者不呕吐，再服麝香3g。数月后，患者家属告知，患者按说明服药后，胃脘部当日就止痛，热渐退，1个月后死于全身衰竭。但至死，患者未再出现疼痛及发热，亦未再用麻醉药品。

◆ 解析

证属本于中医学胃痛、痞积、岩的范畴，据急则治其标的原则，当以祛邪为先。药用味苦性寒之苦参，《本经》谓："苦参善治湿热疮毒之证，消肿散结，主心腹结气，癥瘕积聚。"黄药子、白花蛇舌草皆能清热解毒，二者常用于癌症；黄药子兼有散结消痰的作用；乳香活血、没药散血，皆能止痛消肿生肌；当归补血活血止痛，善破恶血，养新血，主癥瘕肠胃冷痛；延胡索活血行气止痛，《本草纲目》载，胃脘当心痛不可忍，以及腹痛垂危之证，皆单用本品研末吞服而奏效；炙刺猬皮化瘀止痛，主治气滞血瘀而引起的胃痛；柴胡，《本经》谓"主心腹肠胃结气，饮食积聚，寒热邪气，推陈致新"；麝香活血散结，开经络之壅滞以止痛，治心腹暴痛。诸药配伍，共奏清热解毒，活血化瘀，散结止痛之效，且量大药专，故一剂而神效。

【引自】涂子亮，刘华珍.李玉奇博士验案四则.吉林中医药，1996（3）：6-7.

◆ 读案心悟

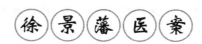

【辨证治则】胃癌患者年事已高，体虚伤阴，胃气不和，治以和中益气，养阴补虚。

周某，男，79岁。胃癌，不愿行手术，来求中药调治。2005年3月24日初诊。患者高年体虚，2个月来胃脘痞胀，嗳气反酸，时有头晕，大便2～5日一行。2005年3月5日胃镜示"胃腺癌（2.0cm×1.5cm）；慢性浅表性胃炎伴活动，幽门螺杆菌感染"。舌中间有紫斑，苔薄腻、黄白相兼，右关脉弦、左关脉细。中医诊断为心下痞、癥瘕积聚。

【辨证】胃气不和，血瘀内停。

【治法】理气行血和中。

【处方】枳壳、当归、紫苏梗、鸡内金、绿梅花、太子参、佛手各10g，石见穿、白芍、茯苓、白花蛇舌草、海金沙各15g，甘草3g，煅瓦楞子30g，白蒺藜12g。每日1剂，水煎服。

二诊：2005年4月4日。药后病渐好转，舌质紫暗改善，食后胃脘痞胀，疼痛不著，脉弦滑小数。拟养阴健脾行瘀。麦冬、白花蛇舌草、石见穿、茯苓、枇杷叶、六曲、杭白芍各15g，炙甘草3g，橘络6g，炙鸡内金、佛手、当归各10g，冬瓜子20g。每日1剂，水煎服。

三诊：2005年4月18日。咳嗽向愈，胃脘痞胀而疼痛不著，大便日行1次，不黑，苔薄白，质微红，脉细弦。拟再疏和行瘀。

【处方】紫苏梗、炙五灵脂各6g，香附、陈皮、半夏、莪术、鸡内金、当归、枸杞子、佛手各10g，石见穿、白花蛇舌草各15g。每日1剂，水煎服。

四诊：2005年5月12日。咳嗽咳痰，色白黏，胃脘痞胀而疼痛不著，腑行不畅。拟理气和阴化痰。

【处方】南沙参、苦杏仁、陈皮、半夏、鸡内金、当归、佛手、绿梅花各10g，石见穿、莱菔英、枇杷叶、白芍、六神曲各15g，炙甘草3g。每日1剂，水煎服。

五诊：2005年6月19日。咳嗽已愈，胃脘略有痞胀，右上腹、左下腹偶有隐痛，此起彼伏，大便不黑，小溲微黄，脉弦。治守原法。

【处方】 太子参、麦冬、炙鸡内金、白芍、茵陈、石见穿、白花蛇舌草、地榆各15g，枳壳、法半夏各10g，莱菔英20g，陈皮6g，炙甘草3g。每日1剂，水煎服。

暑季予清暑益气，和胃行瘀，酌加青蒿、六一散各10g。秋季患者肠腑阵阵隐痛，与饮食无明显关系，苔薄白、质红润，脉细涩。高年胃中气滞瘀热，肝胆湿热，治拟和胃行瘀。以上中药汤剂，每日1剂，早、晚各服1次。并服三七粉2.5g，每晚1次。经治1年，饮食如常，脘腹无胀痛，大便日行不黑，脉弦，舌质微红、苔薄白。症情尚平，治守原法，慎饮食起居。

【处方】陈皮、橘络各6g，法半夏、枳壳、莪术、五灵脂、赤芍、白芍、石斛、炙鸡内金各10g，薏苡仁20g，白花蛇舌草、麦冬各15g，炙甘草3g。每日1剂，水煎服。

◆ 解析

徐老在消化道肿瘤的各阶段处处体现以胃气为本，脾胃为后天之本，气血生化之源的思想。临床消化道肿瘤重病之人，胃尚能纳，犹有生机。若谢谷不纳，胃气败绝，则预后严重。胃气可作为判断疾病预后的主要指征之一。虚者宜益气，气旺则血生，津液自生；实者宜行气，气行而血行，补气与行气相合。

在临证时根据"天人相应""因时、因地、因人而异"的理论，处方用药时随着季节的变换，用药相应加以调整。如夏季加用清暑泄热之品。秋季常配用麦冬、石斛养阴润燥之药。老年人年事已高，气阴不足，逍遥散加减治疗。

【引自】董筠.涂景藩辨治消化道肿瘤经验.浙江中医杂志，2007，42（2）：102-103.

◆ 读案心悟

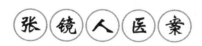

张镜人医案

【辨证治则】手术后的患者癥积已去，脾胃受损，表现为气血两亏、脾胃不足。治则健脾化湿，清热祛瘀。

名医小传

张镜人，上海市第一人民医院主任医师，中医内科专家。家学渊源，不仅擅治发热性疾病，对内科杂病及疑难疾患，也有丰富的辨证论治经验，特别是对临床常见的慢性萎缩性胃炎和呼吸系统疾病，进行了系统观察研究。

丁某，男，68岁。1999年11月10日，在复合麻醉下行胃癌根治术。术中见胃窦部肿瘤约4cm×3cm，浸润至浆膜层，幽门下淋巴结数只，最大如小胡桃。术后病理示胃窦部低分化腺癌，大弯淋巴结1/8转移。术后行LFM方案化疗6个疗程。2000年11月23日，查CT：胃癌术后，胰头前后方均见肿大淋巴结，考虑转移所致。予静脉化疗3个疗程。2001年3月21日，复查CT：胃癌术后，胰头前后方均见肿大淋巴结，考虑转移所致。与2000年11月23日CT比较，胰头后方肿大的淋巴结有所增大，其余情况基本同前。停止化疗，予放疗，仅做1次，患者不能耐受而放弃。2001年3月29日，某医院PET（正电子发射计算机断层显像）：中上腹部FDG代谢异常增高灶，结合病史，考虑胃癌术后转移所致。来张老处求治，刻下：精神疲乏，动则气粗，胃纳不馨，头晕腰酸，背脊酸楚，血白细胞计数3.5×10^9/L，舌苔薄黄腻，脉濡细。中医诊断为心下痞、癥瘕积聚。

【辨证】癥积术后，瘀热夹湿交阻，脾胃气虚。

【治法】健脾化湿，兼清瘀热。

【处方】炒白术10g，炒白芍10g，炙甘草3g，广郁金10g，制黄精10g，陈皮5g，灵芝草10g，香白扁豆10g，怀山药10g，生薏苡仁12g，炒续断15g，炒杜仲15g，丹参10g，明天麻10g，蜀羊泉15g，蛇果草15g，香谷芽12g，猪殃殃30g，白花蛇舌草30g。

每日1剂，水煎服。另外，每日冬虫夏草4只。以后2周复诊1次，随症加减。

2001年6月18日，复查CT，与2001年3月21日CT比较，胰头后方淋巴结明显缩小。坚持服药随访，2001年12月3日，复查CT：胃癌术后，脂肪肝，肝内钙化灶。继续随访至今未见复发，生活起居如常人。

◆ 解析

张老认为，肿瘤形成为正气亏虚、瘀毒内结引起。手术之后，可见的瘤体已去，但患者体内郁热未清，故应在扶正的同时辅以清化瘀热之剂以祛邪，以防烟火未息，宿疾复发。常用蜀羊泉、白花蛇舌草、蛇果草等。中医药体外抗癌活性筛选中提示，清热解毒药抗癌活性最强，如白花蛇舌草等有明显的直接或间接抑杀癌细胞作用，在一定程度上控制肿瘤发展。因此，清热解毒法亦为抗转移治疗的重要方法。

胃癌术后常加用一些具有抗癌作用的药物，如蜀羊泉、白花蛇舌草、蛇果草、预知子、薏苡仁、灵芝等；兼有白细胞减少加用猪殃殃；兼有贫血者加用当归身、杭白芍、制黄精、枸杞子、制何首乌；胃镜下见吻合口糜烂加用蝉蜕、蒲公英、芙蓉叶。

【引自】周萍，涂国缨，张存钧.张镜人调治胃癌术后的经验.辽宁中医杂志，2003，30（9）：694-695.

◆ 读案心悟

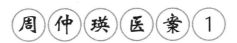

周 仲 瑛 医 案 ①

【辨证治则】胃癌临床表现有3个特点，即寒热错杂、升降失常、虚实夹杂，故处方用药寒温并用、升降兼顾、补泄同施。

尹某，男，67岁。1999年2月21日初诊。1998年5月诊断为"胃癌"，遂于同年6月10日行剖腹探查，术中见癌肿位于远端胃，以胃体、胃窦后壁为主，并与横结肠系膜及胰头表面浸润融合成团块状，且已浸润包裹肠系膜上静脉失去根治术机会，病检结果为腺癌并有淋巴结转移。行化疗至1999年2月21日后因不耐化疗，改为营养支持治疗，并请周老诊治。诊见：面色萎黄，口干欲饮，胃脘嘈杂，食后疼痛，腹有压痛，舌质紫暗有裂纹，苔薄黄，脉弦细。中医诊断为心下痞、癥瘕积聚。

【辨证】气阴两伤，热毒瘀积。

【治法】清热生津，散瘀止痛，扶正抗癌。

【处方】炙鳖甲（先煎）、炙海螵蛸、煅瓦楞子、生黄芪、鬼馒头、茜草根、枸杞子各15g，预知子、川楝子、天冬各12g，石打穿25g，白花蛇舌草、仙鹤草各20g，炙刺猬皮、山慈菇、当归、漏芦各10g，失笑散10g。水煎温服，每日1剂。

二诊：服上方14剂，腹痛缓解，便血渐止，舌有裂纹、苔薄，脉沉细。守上方去炙鳖甲、煅瓦楞子、川楝子，加太子参15g，焦白术、鸡内金各10g，砂仁（后下）3g。

三诊：服20剂，口干减轻，饥而思食，体力渐增。遂长期服用该方至今。现可自由活动，腹无疼痛，饮食如常。

◆ 解析

胃癌患者腐熟水谷功能大减，脾胃易虚，忌滋腻及过分苦寒，禁肆意攻伐，以和为重，治当以补为主，重在益气养血，健脾调胃，佐以活血化瘀、软坚散结，在治疗过程中注意扶正调理为主，化瘀抗癌为辅，切不可攻伐太过，伤及正气。本方中太子参、焦白术、生黄芪、天冬、当归、炙鳖甲、枸杞子益气生津，滋阴养血以顾护正气，增强患者自身抗癌

◆ 读案心悟

能力；预知子、失笑散、川楝子、砂仁、鸡内金、炙海螵蛸、煅瓦楞子、炙刺猬皮理气止痛，化瘀和胃；石打穿、山慈菇、鬼馒头、白花蛇舌草、漏芦清热解毒，消肿散结；仙鹤草、茜草根凉血散瘀以止血。全方共奏清热生津、散瘀止痛、扶正抗癌之效。

【引自】 宋长城，鞠敏. 周仲瑛教授治疗恶性肿瘤验案3则. 新中医，2002，34（12）：56-57.

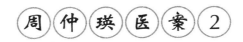

【辨证治则】患者属痰湿、气结、热毒之证，治则健脾和胃，扶正抗癌。

张某，男，56岁。1995年3月9日胃癌复诊。诉胃癌手术后，经服用中药，现精神良好，病情稳定。食纳可，食欲也有所改善，但食后仍觉胃脘部饱胀，口咽干，大便质软。舌苔薄黄，质偏红，脉细弦。中医诊断为心下痞、癥瘕积聚后遗症。

【辨证】以益气养阴，健脾和胃，扶正抗癌继进。

【处方】党参12g，生黄芪25g，当归10g，太子参10g，天冬10g，麦冬10g，枸杞子10g，生薏苡仁15g，预知子15g，石打穿20g，煅瓦楞子15g，丹参10g，北沙参12g，炙鸡内金10g。水煎服，每日1剂。

◆解析

中医学认为胃癌的病机属本虚标实。本虚主要指脾气虚；标实乃指气结、热毒、痰湿、血瘀等。除上述共识外，周老还特别强调在胃癌治疗过程中，应当注意胃癌患者证候的相对

◆读案心悟

稳定和演变转化的双重性，使药随证转，按其病证变化，给予相应的治法、方药，这是非常重要的，只有这样，才能尽早地、准确有效地控制胃癌病变的发展、恶化。方中生薏苡仁、预知子、石打穿、煅瓦楞子、丹参等药物均是针对胃癌，抗癌作用较强的中药。同时，周教授根据病情的发展及患者体质，辨证地配伍益气养阴药物，也是治疗胃癌不可忽视的大法之一。一方面起到辅助、支持作用，另一方面气阴两伤得以改善，必将助正抗邪，有利于胃癌的控制。

【引自】龙明照，金妙文，龙明智.周仲瑛教授治疗消化系统恶性肿瘤经验.南京中医药大学学报，1996，12（3）：40-41.

第十二章　溃疡性结肠炎

溃疡性结肠炎是一种慢性非特异性结肠炎症，病变主要位于结肠的黏膜层与黏膜下层，且以溃疡为主，多累及直肠和远端结肠，但可向近端扩展，以致遍及整个结肠。临床表现为腹泻、脓血便、腹痛和里急后重。病程漫长，病情轻重不一，常反复发作，还可以伴有肠外多器官损害，最常见累及部位为眼、皮肤、关节及肝胆。溃疡性结肠炎临床表现为脓血便、腹痛、里急后重者属中医学"痢疾"范畴，临床表现为大便稀溏者属"泄泻"范畴。

中医学认为，本病发作期多在先天禀赋不足、脾胃功能不健基础上，感受湿热之邪，或感受风寒湿邪，郁而化热，损伤脾胃，或肺热移肠，或由饮食不节，恣食肥甘厚腻辛辣之品等酿生湿热，湿热内蕴肠腑，气滞血瘀，脂膜血络受损，血败肉腐所致。

周信有医案

【辨证治则】热灼肠道，络膜受损，下利脓血。调气行血，寒温消补并施为法。

罗某，男，30岁。1996年12月30日初诊。患者腹痛、腹泻、黏液脓血便二三年，多处求医，缠绵难愈，慕名来诊。自诉左下腹隐痛，触之明显，腹胀，伴有食欲缺乏、疲乏等症。曾做乙状结肠镜检查示：直肠前壁黏膜有多发性浅溃疡，伴充血、水肿，黏膜粗糙呈细颗粒状，质脆易出血，附有脓性分泌物。诊其脉濡软虚数，舌淡苔腻。中医诊断为泄泻。

名医小传

周信有，仲景国医大学名誉教授，享受政府特殊津贴。1960年奉调北京中医药大学任教。1970年为了支援大西北中医事业调到甘肃从事医疗、教学、科研工作。1978年甘肃中医学院成立，调任该院内经教研室主任、教务处处长、教授等职。

【辨证】湿热壅滞肠道，气机不畅，传导失司。

【治法】健脾益气，清利湿热。

【处方】党参9g，炒白术9g，茯苓9g，陈皮9g，枳实20g，厚朴9g，焦三仙各9g，砂仁9g，干姜6g，炒白芍20g，黄连9g，金银花20g，白头翁20g，生地榆20g，豆蔻9g。

水煎，日服3次，嘱服药期间忌生冷油腻、辛辣刺激之品。连续服药10剂，腹泻减轻，便色发黄，脓血减少。仍腹痛，加制附子9g，黄芪20g，继服15剂，便中无脓血，诸症除病愈。1997年3月做结肠镜检查基本正常。至日前患者身体健康，本病未再复发。

◆ 解析

◆ 读案心悟

　　本例患者腹痛、腹泻、黏液脓血便二三年，脾为湿困日久，这必致脾之阳气虚而温升无力，故温中健脾益气之法不容忽视。另外，还应佐以行气消积导滞清热之品。《明医杂著·痢疾》云："大凡血证，久而不愈，多因阳气虚而不能生血，或因阳气虚而不能摄血，故丹溪先生治此证久而不愈，用四君子汤以收其功。""治法泻肠胃之湿热，开郁结之气，消化积滞，通因通用。"后加制附子、黄芪者，因黄芪能健脾土而升补阳气，使清阳上行，而奏止泻之功。另外，脾阳有赖肾阳的温养，制附子能温肾以助脾。

　　【引自】高新彦，等.古今名医医案赏析.北京：人民军医出版社，2003.

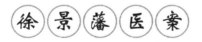

徐景藩医案

　　【辨证治则】病久脾胃虚弱，气血生化之源不足，本虚夹杂。治以清热化湿，健脾和胃为法。

　　患者，杜某，女，54岁。1992年12月2日初诊，患者诉自1986年4月起病，下腹隐痛，大便稀溏，带脓血，肛门有里急后重感，下痢每日3～5次，经某医院诊治，服药后症状逐渐控制。翌年秋又有类似发作，历3个月经治好转，但以后腹痛、便溏等症状一直存在，如此迁延反复，已经6年余。2个月来伴有发热，形寒，身微热，体温38～38.5℃，上午轻，下午重，稍有汗出，头晕神倦，食欲缺乏，旬日来大便1日10余次，溏而带脓血，白多红少，下腹隐痛。经某医院查治，肠镜检查谓"慢性溃疡性结肠炎"，曾用多种药物

（包括口服"泼尼松"），症状仍反复未愈，大便仍每日7～8次，腹痛便前为著，2年来体重减轻较著，由62kg降至56kg。诊查：面色略呈萎黄，舌质淡红，舌苔薄黄，脉细弦小数。体温37.8℃，心率92次/分，律整。肝脾不大，下腹偏左有压痛，大便常规有少量脓细胞，培养3次阴性。纤维肠镜检查为"慢性溃疡性结肠炎"。

临床分析：按患者主症（腹痛下利赤白，里急后重，当属痢疾，病经六载，反复发作，似久痢或休息痢。目前仍有发热，热不高而缠绵不退）颇似内伤发热，良由肠腑湿热未尽，气血不和，营卫失调。考虑此病似宜先标后本。

【治法】清化肠腑湿热，调和营卫气血。

【处方】白头翁15g，秦皮15g，苦参10g，煨木香10g，炒白芍20g，炒当归10g，地榆15g，仙鹤草15g，炒防风10g，青蒿15g，焦山楂15g，建曲15g，谷芽30g，炙甘草3g。每日1剂。

二诊上方服7剂后，身热形寒症状好转，体温下午为37.3℃，晨间36.4℃。大便日行5～6次，脓血显著减少，但腹痛仍然便前为著，里急后重减而未除。舌象同前，脉数不著。原方中加石榴皮20g，炮姜炭5g，苦参改为5g，去炒防风、炒当归，每日1剂。

三诊续服14剂后，体温正常，大便每日2～3次，无脓血及里急后重，腹痛也有显著好转，精神食欲亦见改善，舌质偏淡，舌质薄白，脉细。考虑肠腑湿热渐祛，久利脾虚，命火不足，转从健脾益气，佐以温肾抑肝与清化之品治之。

【处方】焦白术10g，炒山药20g，茯苓15g，炙甘草3g，焦白扁豆衣15g，炒白芍20g，藿香10g，地榆15g，仙鹤草15g，益智仁10g，补骨脂10g，黄连2g，焦建曲15g。

此方初时每日1剂，10日后隔日1剂，3次煎服。共服30剂，诸症均平，食欲显著改善，腹痛不著，大便每日1次，偶有2次，已逐渐成形。以后每周服2剂，巩固治效，历3个月停药。自诊来，慎饮食起居，配合良好。随访1年余，其间仅反复1次，因2个月前饮食稍冷而致便泄数次，腹微痛，大便无脓血，服最后方药5剂后，症状均得控制。

◆ 解析

　　患者久病复发，发则治标，痢无补法，当务之急宜以清化湿热，调和气血。但究属久痢反复，腹痛隐隐，舌苔不甚腻，肠中积滞不甚，故不必祛积除滞如槟榔、枳实、硝黄之类。初诊处方，取白头翁汤、香参丸、芍药汤复方加减。香参丸系叶桂《临证指南医案》所载，药仅两味，苦参与木香，原方为治痢之方。苦参功擅清热燥湿，祛风杀虫，可用治湿热痢疾、黄疸、癥瘕、疳积、肠风痔血、赤白带下、瘰疬等病证。据徐老体会，有腹痛下利红白、里急后重症状明显，或病久复发、一般用药而效果不著者，脉不缓，无歇止，短时用苦参，量可稍大，服5～10剂，即宜减量，巩固治效，与煨木香相配，其效优于香连丸。既用苦参，则不必再用黄连、黄檗，故白头翁汤仅选用白头翁与秦皮两味。重用白芍，配以当归、甘草、木香，取芍药汤调气缓急和血；加防风以祛风胜湿；伍白芍则抑肝而鼓舞脾胃；青蒿和解清热；楂曲、谷芽清滞健脾养胃。服药后症已改善，肠腑湿热气滞等病理因素已渐缓解，乃减苦参之量，加石榴皮、炮姜炭酸辛相合，敛温并配。继以健脾益气为主，佐以益智仁、补骨脂温脾肾而助命火，从本图治。复加小量黄连，以制药之性而寓反佐之意。药后尚合病机，病情显著好转。

　　【引自】涂景藩.涂景藩脾胃病临证经验集粹.北京：科学出版社，2010.

张伯臾医案

【辨证治则】本例症状为腹痛下利赤白，里急后重，当属"痢疾"范畴。治则养阴和中，清热解毒。

李某，男，46岁。1994年1月13日初诊。患者腹痛，里急后重，大便量少，或为赤白脓，或为鲜血，日行3～4次，日间畏寒，夜间烦热，时轻时重，病延十载，脉弦小，苔黄腻。湿热败浊稽留曲肠，伤及络脉，书称"肠风""脏毒"也，证情棘手。

【治法】苦化湿热，清肠止血。

【处方】炒槐花18g，炒当归12g，墨旱莲15g，炒苍术9g，炒黄檗9g，香连丸（分吞）4.5g，全瓜蒌12g，薤白6g，焦山楂、炒神曲各9g，荠菜花12g。

服10余剂未见效。

二诊：腹痛肠鸣，里急后重，大便日行4～5次，色暗红，量不多，脉弦小，苔腻边暗。病久胃肠虚弱，肠中湿热垢滞未清，虚实夹杂，拟复方调治。

【处方】黄连3g，阿胶（烊冲）9g，丹参15g，当归15g，赤芍、白芍各9g，炒槐花30g，墨旱莲15g，全瓜蒌12g，薤白6g，二妙丸（分吞）9g。服30剂效不显。

三诊：大便日行3～4次，色鲜红夹白脓，两胁胀痛，纳可，脉弦小，苔薄黄腻。肠风脏毒难以速效，今拟槐花散合脏连丸加减图治，另拟汤药灌肠，未识能否获效。

【处方】槐花炭15g，炒防风9g，炒赤芍12g，阿胶（烊冲）12g，陈皮4.5g，甘草6g，薏苡仁15g，焦山楂、神曲各9g，红藤30g，败酱草30g，脏连

胃肠病

名医验案解析

名医小传

张伯臾，别名湘涛。上海市人，早年从师于上海名医王文阶先生，1921年录取于上海中医专科学校，毕业后行医。1956年进上海市第十一人民医院任内科医师，1978年任上海中医学院内科教授。中医临床六十年，擅长内科杂病，辨证细致，分析精当，疗效卓著，深得病家信仰。撰有《张伯臾医案》《中医中药治疗急性心肌梗塞的经验》等。

丸（分吞）9g。

服10剂。另：青黛粉4.5g，白及粉6g，皂荚粉4.5g，加温水100mL调匀灌肠，初每日1次，后隔日1次至基本痊愈出院。

◆ 解析

本患者病延10年，曾多次住院，经中西药多方治疗周效。本次住院初诊、二诊拟槐花散、驻车丸、脏连丸等加减，治疗亦无良效，后予中药口服加灌肠治疗，大便日行仅1次，未见血液及黏胨，腹痛、里急后重感亦消失。方中槐花既凉血清热止血，又清大肠湿热；防风祛肠中之风；陈皮宽肠行气；赤芍活血祛瘀；阿胶养血止血；红藤清热解毒，活血止痛；薏苡仁清热利湿，排脓消肿；败酱草泻热解毒，散结排脓，二药相合，则排脓消痈力强，使脓溃结散痈消；焦山楂、神曲活血化瘀，收敛止痢，兼顾护胃气；甘草调和诸药，缓急止痛；诸药联合脏连丸吞服，以加强清热止血之功。

【引自】高新彦，等.古今名医医案赏析.北京：人民军医出版社，2003.

◆ 读案心悟

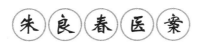
朱良春医案

【辨证治则】饮食失常，水反为湿，谷反为滞，下注则病泄泻，拟以清热利湿治之。

王某，男，48岁。1997年3月12日初诊。患者反复腹痛、腹泻，里急后重，黏液脓血便半年，服西药"诺氟沙星（氟哌酸）、柳氮磺胺吡啶"等药治疗，病情好转，停药后症状复发。纤维肠镜检查示肠黏膜充血，水肿，有大小不同的浅溃疡，表面有黏性渗出物。西医诊断为慢性溃疡性结肠炎。患者因不愿服用西药，故求诊中医。刻下：腹痛欲便，肛门下坠，里急后重，日行大便7～8次，夹有黏液脓血，口干而苦，胃纳欠佳，小便短赤，舌质红、苔黄腻，脉弦滑。中医诊断为腹泻。

【辨证】脾虚湿热，偏重湿热。

【治法】清利湿热。

【处方】仙桔汤合白头翁汤加减。仙鹤草30g，桔梗10g，白槿花10g，秦皮10g，白头翁30g，生地榆10g，炒槟榔2g，炒白芍10g，生甘草5g。14剂，水煎服，每日1剂。

二诊：药后，患者腹痛、腹泻、里急后重症状均见好转，大便日行2～3次，稍夹有黏液，食欲增加。笔者视其湿热渐轻，故治拟健脾化湿为主，佐以止泻。

【处方】仙鹤草15g，桔梗10g，白槿花10g，广木香10g，炒白芍10g，生薏苡仁15g，砂仁（后入）3g，乌梅炭5g，生地榆10g，生甘草3g。14剂，水煎服，每日1剂。

三诊：继服上药后，患者腹痛、腹泻、里急后重、黏液脓血便等症状均已消除，大便日行1～2次，面色萎黄，形体消瘦，四肢无力，精神欠佳，舌质淡、苔薄白，边有齿痕，脉软弱无力。辨证为脾胃虚弱，气血不足。健脾益气，扶正固本。

【处方】仙鹤草15g，炒白术10g，茯苓10g，怀山药10g，炙鸡内金10g，砂仁（后入）3g，炒白芍10g，广木香10g，炙甘草5g。

20剂，水煎服，每日1剂。药后，诸症悉平，面色渐润，精神转振。随访至今病未复发，肠镜复查正常。

◆解析

本病虽然以腹痛、腹泻、黏液脓血便为主要表现，但多伴有纳差、乏力、体瘦面黄、舌淡、脉弱等脾虚症状。因此，笔者认为本病

◆读案心悟

临床证型多以脾虚或脾肾两虚为主。脾为后天之本，主水谷腐熟和运化。脾胃气虚，气血化源匮乏，病邪乘虚入侵，损伤脉络，使肠黏膜失养，遂形成黏膜溃疡。朱良春教授的经验方仙桔汤方中，仙鹤草味辛而涩，有止血、活血、止泻的作用，别名"脱力草"，又具强壮之功；桔梗有开提肺气和排脓之功，移治滞下后重是此药之活用；白槿花擅治痢疾，《冷庐医话》赞其效著，此方取其能泄化肠间湿热之用；久痢脾虚，取白术补脾助运；湿热逗留则气滞，广木香、槟榔调之；湿热伤营，白芍和之；久痢则下焦气化不固，可用乌梅炭固之；甘草调和诸药。此方无参芪之峻补，无芩连之苦降，无硝黄之猛攻。盖肠道屈曲盘旋，久痢正虚邪伏，湿热逗留，一时不易廓清，进补则碍邪，攻下则损正，宜清补兼行，寓通于补，使与病机吻合。

【引自】贺兴东，等.当代名老中医典型医案集·内科分册.北京：人民卫生出版社，2009.

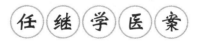

任 继 学 医 案

【辨证治则】本案为本虚标实之证，就诊时正值发作期，湿热、血瘀为主，兼有脾胃虚弱，拟以清热解毒，利湿化瘀为法治之。

阎某，女，29岁。2010年2月2日初诊。黏液脓血便间作2年余。曾到某医院就诊，查肠镜示溃疡性结肠炎（慢性复发型，全结肠型），予巴柳氮钠1g，每日4次及泼尼松40mg，每日1次。治疗后，脓血便较前缓解，但时有反复。近半个月来病情加重，大便日行4～6次，夹黏液脓血，伴腹痛、里急后重、肠鸣，无发热，纳差，神疲乏力，舌红，苔黄腻，脉细弦。此为本虚标实证，脾胃虚弱，肠腑湿热，阴络受损，处于发病期，急则治标，予清热化湿、凉血止血中药内服，用芍药汤合白头翁汤加减。同时配合清热解毒、活血敛疡中药灌肠。

【处方】①赤芍、白芍各15g，黄连2g，黄檗10g，秦皮15g，白头翁10g，紫草15g，牡丹皮10g，地榆15g，煨木香6g，仙鹤草15g，炒当归10g，白术10g，炒薏苡仁30g，炒山楂、神曲各15g，徐长卿15g，白蔹10g，炮姜3g。7剂，水煎服，每日1剂。

②白头翁10g，黄檗20g，地榆30g，白及10g，石菖蒲20g，青黛3g，人中白10g，三七粉10g，仙鹤草30g，锡类散1g。7剂，灌肠，每日1剂。

另服：巴柳氮钠1g，每日4次；泼尼松40mg，每日1次。嘱避风寒，慎起居，畅情志；定时服药，无渣饮食，忌食辛辣刺激、牛奶、可乐、巧克力之品。

二诊：服药后大便日行2～4次，黏液脓血减少，腹痛，无里急后重，神疲乏力，舌质红，苔薄黄，脉细弦。此乃湿热内蕴，肠络受损，脾气亏虚。

【处方】①上方加马齿苋10g，延胡索10g，茯苓10g，加强清肠化湿、行气活血作用。21剂，水煎服，每日1剂。

②原灌肠方，21剂。

③巴柳氮钠1g，每日4次；泼尼松40mg，每日1次。

三诊：大便日行2～3次，不成形，黏液脓血基本消失，无腹痛，舌质红，苔薄腻，脉细弦。湿热渐清，脾虚未复，本虚为主。益气健脾，佐以清热除湿。拟参苓白术散合香参丸、薏苡附子败酱散加减。

【处方】①太子参10g，白术10g，白芍15g，薏苡仁20g，茯苓15g，山药20g，苦参8g，木香6g，当归10g，升麻6g，槟榔10g，红藤10g，败酱草10g，仙鹤草10g，徐长卿15g。14剂，水煎服，每日1剂。

②巴柳氮钠1g，每日4次；泼尼松35mg，每日1次。

四诊：大便尚成形，无黏液脓血，无腹痛，腰酸膝软，受凉后易作，舌淡红，苔薄，脉细。此乃久病伤及肾阳。上方加用肉豆蔻6g，补骨脂10g，取四神丸之意。14剂，水煎服，每日1剂。巴柳氮钠1g，每日4次；泼尼松30mg，每日1次。

治疗半年后，病情稳定，大便成形，无黏液脓血，无腹痛，舌淡，苔白，脉细，激素全部撤除，巴柳氮钠减至每日2g。

◆解析

　　根据《黄帝内经》"兼者并行，甚者独行"原则，先治其标，清肠化湿，并根据刘河间"调气则后重自除，行血则便脓自愈"的观点，加用调气活血药物。根据溃疡性结肠炎病变主要在末端结肠，呈倒灌性、连续性病变，故配合中药灌肠治疗。药后湿热渐清，脓血便逐渐减少，但脾虚未复，转从健脾化湿为主，佐以清化活血，如本案用参苓白术丸健脾，加用香参丸清肠化湿，香参丸出自叶天士《临证指南医案》，叶天士称其"治痢极效，百发百中之药"。病情继续好转，又出现腰膝酸软、受凉后易作等肾阳虚症状，张介宾曾曰："凡里急后重，病在广肠最下之处，其病本不在肠而在脾肾。"加用温补肾阳之四神丸，持续治疗半年，终于撤除激素，将巴柳氮钠减至维持量，病情稳定。

　　【引自】黄一鸣.任继学教授应用清热解毒法治疗溃疡性结肠炎临床12例.吉林中医药杂志，2013，6（10）：123-124.

◆读案心悟

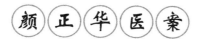

　　【辨证治则】本案大便溏泄，夹有黏液脓血，里急后重，腹痛，属中医学"痢疾"范畴。故予中药灌肠以清热解毒，敛疮生肌，活血化瘀。

　　徐某，男，36岁。2010年5月11日初诊。因反复解黏液脓血便1个月、加重2日入院。患者从立夏时节开始出现黏液脓血便，查电子肠镜诊断为溃疡性结肠炎，前医予巴柳氮钠及糖皮质激素抗感染、抑制免疫治疗后症状控制尚可，患者自行将药物减量后，黏液脓血便症状反复。现大便日行3次，不成形，夹有黏液脓血便，以血为主，伴里急后重及肛门灼热感，腹痛，便后缓解。查其神志清楚，精神可，无恶寒发热，无恶心呕吐，胃纳尚可，面色萎黄，小便正常。诊其脉细，舌淡红，唇色暗红，苔薄白腻有裂痕。检阅实验室检查结果，血常规：中性粒细胞0.71，淋巴细胞0.17；便常规：隐血（＋），脓细胞15～20个/HP。此乃脾虚失运，清浊不分、加之感受湿热、壅滞肠中、气血失和所致。辨证属脾虚湿热，治宜清肠化湿兼以益气健脾为主。清·王清任谓"泻肚日久，百方不效，是总提瘀血过多"，宗刘河间"调气则后重自除，行血则便脓自愈"之意，稍佐以行气活血之品。拟参苓白术散合香连丸加减。溃疡性结肠炎常是从直肠向上扩展，呈连续性病变，中药灌肠可直达病所，促进肠道修复，患者正处于发作期，且肠镜示病变局限于左半结肠。

【处方】①太子参10g，炒白术10g，炒白芍15g，炒山药20g，炒薏苡仁20g，炒当归10g，黄连3g，煨木香6g，仙鹤草30g，地榆15g，紫草15g，牡丹皮10g，炮姜4g，槟榔10g，炙甘草5g。9剂，水煎服，每日1剂。

②黄檗20g，败酱草20g，地榆30g，白及10g，石菖蒲20g，青黛3g，三七粉1.5g，人中白10g，仙鹤草30g，锡类散1.5g。9剂，灌肠，每日1剂。嘱其饮食调摄，宜食少渣、易消化食物，忌刺激性食物。

二诊：服药后，患者大便次数明显减少，黏液脓血基本消失，但便常规隐血仍为阳性，腹痛较前缓解，但仍有灼热感，口渴，察其精神佳，胃纳可，二便调。诊其脉细，舌暗，苔黄腻，此湿热未尽，内蕴肠腑，气滞血瘀之象，加强清化湿热、行气活血作用。拟方葛根芩连汤加减。

【处方】①葛根10g，黄芩10g，黄连2g，赤芍、白芍各15g，煨木香8g，苍术10g，云茯苓15g，薏苡仁30g，红藤10g，败酱草10g，紫草10g，牡丹皮10g，仙鹤草30g，当归10g，地榆15g，徐长卿15g，桔梗10g。7剂，水煎服，每日1剂。

②灌肠方同前。7剂，灌肠，每日1剂。

三诊：大便基本恢复正常，每日1行，色黄，不成形，未见明显黏液脓血，无里急后重及肛门灼热感，胃纳欠佳，心情抑郁，舌淡暗，苔白根腻微黄。至此热邪渐去，湿邪未尽，益气健脾，渗湿止泻为主，拟方参苓白术散加减。患者久病心情抑郁，根据"合欢蠲忿，萱草忘忧"的古训，加用合欢皮解郁安神。合欢皮是古方黄昏汤主药，黄昏汤被用来治疗肺痈恢复期，有排脓消痈作用，而溃疡性结肠炎亦属"痈疡"范畴，所以在此处加用合欢皮有一举两得妙用。

【处方】太子参10g，炒白术10g，炒白芍15g，云茯苓15g，黄连3g，煨木香6g，炒当归10g，红藤10g，败酱草10g，紫草15g，牡丹皮10g，仙鹤草30g，益智仁10g，合欢皮20g。4剂，水煎服，每日1剂。

药后大便恢复正常，每日1行，色黄成形，未见赤白黏胨，无里急后重及肛门灼热感，胃纳佳，夜寐安。复查便常规（－）。

◆ 解析

病位在广肠，脾肾两虚是发病之本，湿热血瘀是发病之标，病久多寒热错杂。初诊时患者处于发作期，主要表现为肠腑湿热证，兼有脾胃虚弱，治以清肠化湿、凉血活血为主，佐以健脾，并配合中药灌肠治疗。药后脓血便明显减少，但腹部仍有灼痛，转用葛根芩连汤加强清化湿热作用。脓血便、腹痛缓解，但大便仍不成形，患者久病心情抑郁，古有"合欢蠲忿，萱草忘忧"之说，所以在健脾温肾、清化活血基础上，加合欢皮以解郁安神，古方黄昏汤用治肺痈，主要成分就是合欢皮，所以合欢皮还有排脓消痈作用，一举两得。经三诊调治，诸症基本缓解，病情趋于稳定。

本案溃疡性结肠炎由于患者自行减激素和巴柳氮钠用量而导致病情反复，经中药内服和灌肠治疗，病情迅速缓解，可见中医药治疗溃疡性结肠炎有非常好的疗效。

【引自】常章富.颜正华验案精选.北京：学苑出版社，1996.

◆ 读案心悟

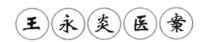

王永炎医案

【辨证治则】患者病史较长，反复便溏，大便夹有脓血，辨证为脾虚湿热，阴络受损，本虚标实，采用健脾清化、凉血行瘀的治疗方法。

吕某，女，15岁。2009年3月25日初诊。病起1年半，2008年查肠镜示溃疡性结肠炎，便血，血色暗红，脉沉细，苔薄白，质淡红。中医诊断为腹泻。

【辨证】脾虚肠腑湿热，阴络受伤。

【治法】健脾清化行瘀。

【处方】山药20g，黄芪20g，白术10g，炙甘草5g，黄连3g，仙鹤草15g，紫草15g，牡丹皮10g，茅根30g，地榆15g，阿胶珠10g，赤芍、白芍各15g，炙甘草5g，焦山楂、炒神曲各10g，荷叶15g，升麻5g，人中白10g。耳针：脾区、皮质下、大肠。

二诊：经肠镜复查横结肠有大片黏膜剥脱坏死样组织，因禁食无大便，大便有血，苔薄腻，黄多白少。肠腔湿热瘀滞，阴络内伤，拟原法出入再进。

【处方】山药30g，焦白术10g，紫草15g，仙鹤草30g，黄连3g，藿香15g，牡丹皮10g，蒲黄炭15g，水牛角10g，薏苡仁30g，败酱草15g，鸡冠花15g，人中白10g，人中黄10g，焦神曲15g，金银花炭15g，荆芥炭10g，赤小豆30g。

泡足方：仙鹤草15g，鸡冠花30g，当归15g，泡足，每日2次。配合针灸：血海、足三里、行间、关元、气海。

三诊：经迭用健脾清化、凉血止血治疗，便血渐止，患者出院继续门诊治疗。

◆ 解析

◆ 读案心悟

本案病史1年半，曾经用中药加5-氨基水杨酸治疗，病情一度缓解，治疗近1年，病情一直很稳定，后因肝功能损伤而停用5-氨基水杨酸，便血再度发作，加用激素治疗仍不能缓解。方用山药、黄芪、白术、炙甘草健脾化湿；用黄连、紫草、仙鹤草、牡丹皮、茅根、地榆、赤芍清热凉血止血；阿胶、白芍养血止血；赤芍、白芍、牡丹皮还有活血化瘀作用；荷叶、升麻升清止泻；焦山楂、神曲健脾助运；人中白对口腔溃疡有奇效，而且有抗过敏作用，徐老认为过敏为免疫功能失调，溃疡性结肠炎也是免疫系统疾病，所以可尝试用其治疗肠道溃疡。

经健脾清化、凉血行瘀之剂，药后便血未止，原方加人中黄、金银花炭清热解毒，水牛角凉血止血，并配合中药泡足。药后便血渐止，病情好转。

【引自】高新彦，等.古今名医医案赏析.北京：人民军医出版社，2003.

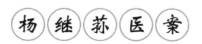
杨 继 荪 医 案

【辨证治则】患者反复腹痛、腹泻，虚瘀并举，治以化湿补气、清热解毒。

张某，女，55岁。会诊日期：1991年10月17日。主诉：反复腹痛、腹泻6年，加重7个月。病史：因反复腹痛、腹泻6年，加重7个月，于1991年9月15

日入院。患者近7个月来排脓血大便，轻则每日2～3次，重则10余次。曾在上海某医院做X线钡剂灌肠造影检查示为慢性结肠炎。当地医院做结肠镜检查亦示为慢性结肠炎。经抗感染治疗后，2个月来已无脓血便，但里急后重感仍明显，且纳呆腹胀，左下腹压痛，服参苓白术散及益气升提固脱之药后反感腹痛，而服清热解毒药后自感舒服，然前症却无改善，遂请杨老诊治。诊查：追问病史，患病已20余载，近五六年加重，刻下食后饱胀，进甜食尤感不适，纳少反酸，口燥，但不喜饮，时见左下腹部隐痛，大便烂，日行3～4次，里急后重感，较消瘦。舌质红，苔根黄腻，脉细。西医诊断为慢性结肠炎；中医诊断为滞下（湿蕴肠胃）。

【辨证】湿热蕴滞肠胃，脾气不升，胃失和降。

【治法】清热解毒，化湿调气。

【处方】红藤12g，白头翁12g，秦皮9g，炒黄檗9g，厚朴9g，黄连4g，炒枳壳9g，葛根18g，广木香9g，鸡内金9g，炒陈皮9g，太子参30g。7剂。

二诊：服上药7剂后，腹痛改善，便次减少，大便时已无滞下之感。刻下口仍干苦，左腹部偶稍有隐痛，大便日行1次，黏液减少。舌红，苔薄白，脉细。上方去秦皮、黄檗、鸡内金、陈皮，加川石斛39g，制延胡索30g，炒白芍12g，丹参20g。7剂。

三诊：又服7剂后，腹痛止，大便已无黏液，胃中嘈杂、热灼。时反酸，多进食大便次数易增多。舌质红，苔薄黄中略腻，脉细弦。予健脾和中，辛开苦降法善后。

【处方】太子参30g，炒白扁豆衣12g，黄连3g，吴茱萸1g，厚朴12g，广木香9g，炒枳壳12g，蒲公英30g，紫苏梗12g，煨肉豆蔻9g，鸡内金9g，山楂炭15g，延胡索24g。7剂。

药后胃中热灼、反酸好转，大便亦正常，日行1次。继以上方调理出院。

◆ 解析

杨老治病重视审证明因，究其病因，才能辨证与辨病的结合统一。杨老在分析此病案时说，患者病起虽有20余载，但大便仍有

◆ 读案心悟

脓血或里急后重感时不宜用诃子、肉豆蔻之收涩药，真人养脏汤方用时无里急后重感。有进甜食不舒之人，用黄芪亦嫌其壅中，但用槟榔治腹胀又易致泄泻，均应慎用。患者体弱消瘦，用药量宜轻，即"小舟不能载重量"当权衡轻重。在三诊时大便已无黏液，则可去白头翁、红藤。食多易泻是谓脾虚，脾胃升降失调。胃中嘈杂、热灼及便烂，属太阴有湿、阳明有热。代表方为苍术白虎汤。胃热以左金丸加蒲公英；热伤津加石斛、芦根、花粉，不用麦冬、玉竹等助湿；健脾用党参、山楂、白扁豆衣；健胃用厚朴、枳壳、鸡内金；累及脾肾可用煨肉豆蔻；反酸明显加海螵蛸。本例肠道湿热清理后，以健脾和中、辛开苦降法胃肠兼顾，调理善后。

【引自】贺兴东，等.当代名老中医典型医案集·内科分册.北京：人民卫生出版社，2009.

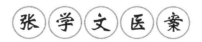

张 学 文 医 案

【辨证治则】湿热阻滞，肠腑气机不利，传导失司，故见腹痛里急，下利脓血。治宜清热利湿、健脾扶正。

周某，女，64岁。2010年5月13日初诊。患者有溃疡性结肠炎病史3年，劳累及饮食不慎则容易发作。半个月前，因旅游时疲劳并饮食不调，病情复发，腹痛里急，下利脓血，赤多白少，便溏黏滞，日行3～5次，肛门坠胀，不思饮食，口中黏腻发苦，舌淡苔黄腻，边有齿痕，脉细弦滑。

【辨证】脾虚为本，肠腑湿热为标。

【治法】健脾清化，调气和血。

【处方】炒党参15g，炒白术10g，茯苓15g，黄连5g，黄芩10g，陈皮

5g，煨木香10g，白头翁15g，秦皮15g，炮姜3g，川厚朴10g，地榆炭15g，马齿苋30g，当归10g，炒白芍10g。

灌肠方：川黄连5g，黄芩15g，煨木香10g，陈皮6g，地榆炭30g，白头翁15g，马齿苋30g，秦皮15g，锡类散2支（后入），赤石脂30g。浓煎100～150mL，保留灌肠，每日1次。

二诊：2010年5月31日。药后黏液脓血便明显减少，腹痛不著，唯有大便溏薄，日行数次，苔薄白，脉滑。肠腑湿热未清，当健脾之中重在清肠化湿。

【处方】炒党参15g，炒白术10g，茯苓15g，当归10g，白芍10g，黄连3g，黄芩10g，陈皮5g，煨木香10g，煨葛根15g，马齿苋30g，炙甘草3g，地榆炭15g。

灌肠方：同上。

三诊：2010年6月15日。大便日行1次，脓血便已止，偶有黏液，腹部不痛，苔薄白，脉细。肠腑湿热积滞渐清，拟再健脾清化，原方去马齿苋，续服调治。

名医小传

张学文，陕西汉中人。陕西中医学院主任医师，教授，首届国医大师，为全国老中医药专家学术经验继承工作指导老师。从事中医工作30余年，精通内科，尤擅长杂病、胃肠病的治疗。六次荣获院级、省级、卫生部级科技成果奖。主编、合编有《瘀血证治》《舌诊图鉴》《中医内科急症学简编》等。发表学术论文60余篇。

◆ 解析

本案患者病已3年，反复发作，正伤邪恋，脾虚为本，肠腑湿热为标。患者赤多白少，便溏黏滞，日行3～5次，肛门坠胀，不思饮食，口中黏腻发苦，舌苔黄腻，脉弦滑均为湿热之象。治当健脾清化，调气和血，采用内外同治，扶正祛邪并进。口服方以归芍六君子汤合白头翁汤合方加减，灌肠方以清肠化湿配

◆ 读案心悟

合收涩护膜。二诊诸症缓解，进一步予健脾扶正，配合清利肠腑余邪，加用葛根芩连汤升清燥湿止泻。

【引自】张宏伟，等. 张学文中医世家经验辑要. 西安：陕西科学技术出版社，2014.

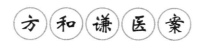

方和谦医案

【辨证治则】脾肾阳虚，火不暖土，阳虚则生内寒，故见大便溏泄，夹有白色黏胨。温脾利湿，建中散寒。

王某，女，39岁。2000年4月21日初诊。患者有溃疡性结肠炎病史近10年，多次住院治疗，病情时有反复。1个月前因受凉复加劳累，致病情再次复发。现症大便溏泄，夹少量白色黏胨，每日3～4次，消瘦，食欲缺乏，食后腹胀，面色萎黄，四肢不温，腹部尤其畏寒，腰膝酸软，舌质淡，边有齿痕，脉沉细。

【辨证】脾肾阳虚，寒湿内生。

【治法】温补脾肾，化湿和中。

【处方】党参10g，炒白术10g，炮姜炭5g，茯苓15g，炒薏苡仁15g，肉豆蔻5g，煨木香10g，制附子5g，炒白扁豆15g，怀山药15g，乌药10g，陈皮6g，乌梅5g，白芍10g，炙甘草3g。

二诊：2000年4月29日。用药后大便渐次成形，黏液已少，腹不痛，唯食纳不香，舌质淡红，苔薄白，脉细。原方加焦山楂、炒神曲各12g，炒谷芽、炒麦芽各15g。

三诊：2000年5月7日。大便基本成形，每日1次，据云这是近年来少有现象，体重已有增加，腹部怕冷症状改善，舌苔薄白，脉细。治再温肾暖脾，以振中阳。

【处方】炒党参15g，炒白术10g，炮姜3g，茯苓15g，补骨脂10g，肉豆蔻5g，陈皮5g，煨木香10g，炒白芍10g，怀山药15g，焦山楂、炒神曲各15g，炙甘草3g。

◆ 解析

◆ 读案心悟

本案患者病程日久，腹部畏寒，故见泄泻；运化失职，气血生化乏源，肢体失养，故见食欲不振，食后腹胀，消瘦，面色萎黄；阳虚内寒，失于温煦，故见四肢不温，腰膝酸软。治当温补脾肾，化湿和中，方选附子理中汤、参苓白术散等加减。药用制附子、炮姜炭，肉豆蔻补火暖土；党参、白术、茯苓、怀山药、薏苡仁、白扁豆，健脾化湿；木香、乌药、陈皮，理气助运；乌梅、白芍、炙甘草，酸甘化阴，缓急止痛。二诊诸症已平，唯胃纳欠佳，稍佐山楂、神曲、谷芽、麦芽等消食健胃；三诊时，寒湿已去，转以理中汤合四神丸加减温补脾肾以巩固疗效。

【引自】范春琦. 方和谦医案医话集. 北京：科学出版社，2015.

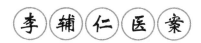

李辅仁医案

【辨证治则】久病伤及脾气，脾虚肝郁，肠腑传导不利，故见大便次多不畅，便中夹有少量鲜血与黏液。治宜健脾止泻、利湿养肝。

杨某，男，33岁。2007年1月10日初诊。患者慢性溃疡性结肠炎，病发于2003年，曾在北京某医院住院治疗，2005年多次在省人民医院肠镜复查和治疗。长期口服柳氮磺胺吡啶，病情反复发作。近月来肛门坠胀，大便次多不畅，每日4～6次，大便中夹有少量鲜血与黏液，下腹隐痛，腹部喜暖，饮食减少，神疲乏力，舌质淡红，苔薄白腻，脉细。肠镜检查为溃疡性结肠炎、管状腺瘤，伴腺上皮轻度不典型增生。

【辨证】脾虚肝郁，肠腑湿热积滞。

【治法】调和肝脾，清肠化湿。

【处方】炒白术10g，炒白芍10g，黄连3g，煨木香10g，炒防风10g，陈皮6g，炮姜炭3g，乌梅炭5g，白头翁15g，枳壳10g，黄芩10g，焦山楂、炒神曲各15g。

二诊：2007年1月24日。大便中血液黏胨已少，肛门坠胀感减轻，腹痛缓解，苔薄白，质淡红，脉细。原法再进。

三诊：2007年2月8日。大便日行1次，无脓血黏液，但有时溏烂黏腻，舌苔薄白，脉细。肠腑湿热瘀滞渐清，脾虚运化未复，治再调肝运脾，化湿清热。原方加怀山药15g，石榴皮15g。

◆ 解析

本案患者病程日久，反复发作，积滞不清，故见下腹隐痛，饮食减少；脾不升清，中气下陷，故见肛门坠胀，神疲乏力；气虚及阳，失于温煦，故见腹部喜暖。治当标本兼顾，调和肝脾，清肠化湿，方选痛泻要方合香连丸加减。清代汪昂评痛泻要方曰："此足太阴、厥阴药也。白术苦燥湿，甘补脾，温和中；芍药寒泻火，酸敛逆气，缓中止痛；防风辛能散肝，香能舒脾，风能胜湿，为理脾引经要药；陈皮辛能利气，炒香尤能燥湿醒脾，使气行则痛止。"本病迁延日久，寒热错杂，方中既有炮姜炭等温阳之品，亦有白头翁、黄连、黄芩等苦寒之品，白芍、乌梅等酸甘化阴之品，既防湿热伤阴，又可涩肠止泻。及至三诊，诸症已缓解，但脾虚未复，故加怀山药、石榴皮以健脾止泻。

◆ 读案心悟

【引自】尹国有，等.国医大师内科验案精选240例.北京：人民军医出版社，2013.

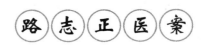

【辨证治则】溃疡性结肠炎，中阳不足，运化不健，故见大便溏泄，夹有黏脓。治宜健脾利湿、温脾和中。

王某，男，65岁。2010年2月10日初诊。患者于2006年经肠镜检查诊断为溃疡性结肠炎，经常复发。诊时大便溏泄，日行3～5次，夹有黏脓，畏寒怕冷，四肢不温，小便清长，有时下腹部隐痛，得温则舒，纳差，舌边有齿痕，苔薄白，脉细。

【辨证】久泻脾虚，中阳不运。

【治法】益气健脾，温中涩肠。

【处方】炒党参10g，炒白术10g，炒白芍10g，怀山药15g，炮姜炭5g，煨木香6g，肉豆蔻5g，淡吴茱萸3g，炒防风10g，台乌药10g，厚朴10g，马齿苋30g，焦山楂、炒神曲各12g。

二诊：2010年2月20日。腹部仍觉寒冷，大便次数有所减少，但粪质仍较稀溏，夹有少量黏液。中阳不健，运化无权。原法出入再进。原方去怀山药、厚朴，加制附子5g，益智仁10g。

◆ 解析

本案为久痢之症，病程较长，反复发作。且有畏寒怕冷，四肢不温，为阳虚失于温煦之象；阳虚则生内寒，寒性凝滞，故见腹痛喜温；阳虚不能蒸化水液，而小便清长，舌边有齿痕。治当益气健脾，温中涩肠，方选理中汤、四神丸、参苓白术散合方加减，另加马齿苋佐以清利肠腑余邪。二诊患者阳虚之

◆ 读案心悟

象仍著，故再加制附子、益智仁温补肾

阳，补火暖土。

【引自】尹国有，等.国医大师内科验案精选240例.北京：人民军医出版

社，2013.

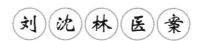

【辨证治则】患者头晕乏力，四肢欠温，为久泄气虚脾阳受损；大便完谷不化，夹有白色黏胨，为寒湿积滞未尽；脾虚湿困，气机不利，故见腹鸣不舒。治当温阳健脾、化湿行滞为法。

朱某，女，48岁。2011年5月10日初诊。患者3年前肠镜诊断为慢性溃疡性结肠炎，多次住院治疗，病情反复发作。近2个月来，大便溏薄，每日2～3次，腹鸣，下泄完谷，有时夹有少量白色黏胨，便前里急不舒，泻后则缓，腹部怕冷，得温则舒，头晕乏力，四肢欠温，舌质淡胖，边有齿痕，苔薄白腻，脉细弱。

【辨证】脾阳不振，寒湿积滞内阻。

【治法】温阳健脾，化湿行滞。

【处方】炒党参10g，炒白术10g，炮姜炭5g，茯苓15g，炒防风10g，炒白芍10g，肉豆蔻5g，厚朴10g，台乌药10g，煨木香10g，陈皮6g，焦山楂、炒神曲各12g，炙甘草5g，凤尾草30g。

二诊：2011年5月24日。药后腹痛缓解，大便日行1～2次，已渐成形，有时夹有少量白色黏胨。腹部怕冷，得温则舒，舌苔薄白，脉细。寒湿积滞未尽，脾虚未复，拟再温化为主，以利脾运复常。

【处方】炒党参15g，炒白术10g，炮姜炭5g，肉豆蔻5g，陈皮5g，煨木香10g，制附子5g，台乌药10g，厚朴10g，炒白芍10g，乌梅炭5g，炙甘草5g，焦山楂、炒神曲各15g，凤尾草30g。

三诊：2011年6月7日。经温脾化湿，理气行滞治疗，症状已有改善，泄泻完谷已止，大便成形，腹部不痛，舌苔薄白，脉细。予温阳健脾，以冀巩固。原方去乌药、附子，加茯苓15g，怀山药15g再进。

◆ 解析

方选理中汤、痛泻要方加减，并加用凤尾草一味，性凉味淡而微苦，可清肠止痢。二诊腹痛缓解，大便已渐成形，但脾肾阳虚仍著，故当温肾暖脾，调和中州，故用附子理中汤、四神丸之意。三诊阳虚渐复，再予健运脾气，以资巩固。

【引自】刘沈林.刘沈林医案医话选.北京：人民军医出版社，2013.

◆ 读案心悟

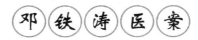

邓铁涛医案

【辨证治则】病程日久，反复发作，正气亏虚。治当健脾益气、温阳化湿。

沈某，男，57岁。2009年3月1日初诊。患者有"溃疡性结肠炎"病史多年。平素病情反复发作。近日饮食生冷油腻后，腹痛加剧，泻下如水，夹有大量白色黏液，日行5～7次，伴肠鸣腹胀，胃脘冷痛，不思饮食，头晕乏力，舌苔薄白腻，脉细。

【辨证】脾阳不振，清浊不分。

【治法】健脾益气，温阳化湿。

【处方】炒党参15g，炒白术10g，炮姜炭5g，云茯苓15g，煨木香10g，制附子5g，炒防风10g，台乌药10g，肉豆蔻5g，车前子（包）12g，益智仁10g，陈皮6g，炙升麻，炙柴胡3g，焦山楂、神曲各12g。

二诊：2009年3月15日。药后腹痛缓解，大便成形，每日1～2次，黏液已少。唯觉腹部怕冷，食欲欠振。舌苔薄白，脉细。原法续进调治。

三诊：2010年10月10日。外出旅游劳累，自觉心胸闷塞，心悸时作，诉有轻度冠心病病史，食欲欠振，神疲乏力，大便溏烂，日行1次，无黏液脓血。舌苔薄白，脉细。拟证考虑胸阳不振，脾失健运。温通心阳，健脾助运。

【处方】炙黄芪15g，潞党参10g，炒白术10g，茯神15g，煨木香6g，枳壳10g，桂枝10g，炮姜炭5g，郁金10g，紫丹参15g，檀香6g，砂仁（后下）3g，焦山楂、炒神曲各12g，炙甘草5g。

◆ 解析

本案患者此次病发于饮食生冷油腻后，中阳受损，失于运化。阳虚寒湿内盛，故见泻下如水，夹有多量白色黏液；寒湿阻滞，气机不畅，故见腹胀、腹痛、肠鸣，胃脘冷痛。方选理中汤合益智和中汤加减。三诊患者由于外出旅游劳累，耗损脾气心阳，血行无力，瘀滞胸中，故治以温通心阳，除痹止痛，方选归脾汤合丹参饮，并入桂枝、炮姜，补益心脾，温通行气，活血和络。

【引自】邓铁涛．邓铁涛医集．北京：人民卫生出版社，1995.

◆ 读案心悟

第十三章　慢性泄泻

　　泄泻是以排便次数增多、大便稀溏或完谷不化，甚至泻出如水样为主症的病证。古时有将大便溏薄而势缓者为泄，大便清稀如水而势急者为泻。但临床上很难将其截然分开，故一般统称为泄泻。该病多由脾胃运化功能失职，湿邪内盛所致。一般病程较长，常常复发。

　　泄泻的病因有感受外邪、饮食所伤、情志失调及脏腑虚弱等，其病变主要在脾、胃和大肠、小肠，关键为脾胃运化功能失调。泄泻的主要病因包括感受外邪、饮食所伤、情志失调、脏腑虚弱等。

　　泄泻的基本病机为脾胃受损，湿困脾土，肠道功能失调。脾虚湿盛是关键。急性暴泄以湿盛为主，多因湿盛伤脾，或食滞生湿，壅滞中焦，脾不能运，脾胃不和，水谷清浊不分所致，病属实证；慢性久泻以脾虚为主，多由脾虚健运无权，水谷不能化生为精微，湿浊内生，混杂而下，引起泄泻，病属虚证或虚实夹杂证。肝气乘脾或肾阳虚衰所引起的泄泻，也多在脾虚的基础上产生，病属虚证或虚实夹杂证。

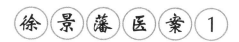

徐景藩医案 1

【辨证治则】患者肝郁、脾虚、久泻导致痛泻。治以健脾止泻。

王某，男，58岁。2005年4月6日初诊。患者为中学教师，平素精神紧张，压力较大，工作繁忙，吸烟30年，每日10支左右。1997年行胆囊摘除术后，大便经常溏泄，小腹隐痛，屡经中西药治疗，症状时有反复。就诊时患者大便溏而不实，日行3～4次，无黏液脓血，时有腹鸣，便前小腹隐痛，便后则缓，查舌质淡红，苔薄白，脉弦。诊断为久泄（胆囊切除术后）肝脾不和证。由于工作繁忙，脾气受戕，复加平素精神紧张，肝胆失于疏泄，湿热蕴结，日积月累，胆囊引起炎症或结石，手术期间又加情绪不宁，种种顾虑，恐惧心理，以致肝郁加重，虽经胆囊切除，肝气失疏较术前益甚，终致肝病及脾，肝脾不和，脾虚失于健运，大肠传导失司，泄泻乃成。

【治法】抑肝健脾助运。

【处方】痛泻要方加减。白芍10g，焦白术10g，山药15g，茯苓15g，炙甘草3g，藿香10g，鸡内金10g，焦薏苡仁30g，白扁豆衣15g，焦山楂15g，焦建曲15g，白蒺藜12g，黄连2g。

每日1剂，水煎服。服药14剂复诊，药后尚合，大便成形，日行1～2次，腹痛腹鸣消失，胃气尚和，眠食尚安，舌质淡红，苔薄白微腻，脉小弦，原法治疗有效，效不更方，因患者平素工作紧张，木郁较甚，肝失疏泄，当添抑肝之品，以增其功，舌苔稍腻，佐以化湿，治法抑肝健脾助运化湿，方拟痛泻要方加减。

【处方】焦白术10g，白芍10g，陈皮10g，山药15g，茯苓15g，炙甘草5g，益智仁10g，法半夏10g，鸡内金10g，焦山楂15g，焦建曲15g，蝉蜕3g，白蒺藜12g，藿香10g。

继续服用20剂，患者大便日行1次，无特殊不适。

◆ 解析

◆ 读案心悟

痛泻要方有抑肝扶脾之功，适用于肝旺脾虚所致之肠鸣腹痛、大便泄泻等症，正如《医方考》所云："泻责之脾，痛责之肝，肝责之实，脾责之虚，脾虚肝实，故令痛泻。"本方用白芍抑肝柔肝，白术健脾化湿助运，陈皮行气化湿醒脾，防风散肝疏脾。四药合用，扶脾土而泻肝木，气机畅则痛泻止。本案患者平素工作紧张，肝失疏泄，复加胆囊切除术时情绪不宁，种种顾虑，以及恐惧心理，以致肝郁加重。工作繁忙，脾气受戕，加之久泄，脾气益亏，终致肝郁脾虚之证，症见便溏不实，腹鸣隐痛。徐老取痛泻要方之意，然恐其抑肝健脾之力不足，又加白蒺藜平肝疏肝，蝉蜕平肝息风解痉，山药、茯苓、薏苡仁、白扁豆衣等健脾止泻；而黄连、藿香则是徐老治疗慢性泄泻常用之品，谓"黄连可清肠中潜在之热""藿香气味芳香，化湿止泻"。诸药配合，对本案胆囊切除术后肝郁脾虚夹有湿邪之久泻，效果显著。

【引自】涂景藩.涂景藩脾胃病临证经验集粹.北京：科学出版社，2010.

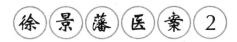

徐 景 藩 医 案 ②

【辨证治则】本例症状特点，以泄泻为主，泻止后出现便秘，似有"交替"之征，不同于一般泄泻。治以健脾益气、清热化湿。

徐某，男，58岁。患者5年前因不慎饮食，且兼受凉，遂致泄泻，日行7～8次，腹鸣而疼痛不著。经治疗5日，泄泻止，以后3～5日无大便，脘腹痞胀，又服通便药庶得如厕。2个月后，时值严寒，大便泄利，日2～3次，服药少效。历月余，神倦乏力日著，止利后又复便秘。如此常呈交替之状，但无规律，总以便溏便泄占多，3～5日或7～8日。便秘时腹胀不适，动则气短。近来发作较频，便利8日未愈，量少次多，粪质稀，但无黏液脓血。两次查肠镜，诊为"过敏性结肠炎""肠易激综合征"。曾服多种中西药物，效果欠佳，服"小檗碱、诺氟沙星、乳酸菌制剂"等药甚多，据云已不大起作用。平素稍有咳嗽、无咯血、发热等症。根据此症既有泄泻，又易便秘，故拟两方。甲方以健运脾气为主，用以刚有便泄症状出现之时。乙方以理脾益气、宣肃肺气为法，用于便秘之际。

【处方】处方甲：炙黄芪15g，炒党参10g，焦白术10g，炒山药15g，云茯苓15g，炙甘草3g，北五味子3g，炙升麻5g，荷叶10g，炒防风10g，焦建曲15g。

处方乙：麦冬15g，太子参15g，炒山药15g，炙黄芪15g，黄芩10g，紫菀15g，苦杏仁10g，浙贝母10g，云茯苓15g，炙甘草3g，炒枳壳10g，全当归10g。

以上甲、乙两方同时配好各5剂，服时均为每日1剂，2次煎服。初诊时配药共10剂，当时系泄泻，每日3～4次，服甲方5剂后，大便日行1次。服完5剂，大便正常，每日1次。7日后大便不畅，3日未排便，服乙方1剂，翌日即有大便1次，再服4剂，每日大便1次。以后仍按甲、乙两方配药，按主症分别煎服。1个月后，大便基本正常，患者自行将甲、乙方交替日服1剂，既无泄泻，亦未见便秘。调治3个月，基本向愈。随访1年余，病未发作，退休在家，更注意饮食起居，体力亦较前好转。

◆ 解析

本例分析其病机，恐因脾气虚弱，运化无力，水反为湿，谷反为滞，所以不时发作。泻止以后，气虚传送无力，肠腑空虚，继因肺气失于宣肃，兼肺气不足，脾肺气虚，以致大便多日不解。病位在脾和肺。徐老诊此疾，拟

◆ 读案心悟

予两方，分为"甲、乙"，后者脾肺兼顾。泻时治以健脾助运，佐以升阳胜湿，不用涩肠之品。方中用四君子汤加黄芪、怀山药，系《医方解集》之"六君子汤"，加五味子酸收以止泻，敛脾肺之气，升麻、荷叶升清阳，防风以祛风胜湿，建曲以助脾胃之健运。便秘多日，则嘱服"乙方"。仍用黄芪，补益脾肺，配以山药、太子参之甘、平，益脾胃之气，麦冬与黄芪相伍，补益肺气之功尤著；更用黄芪、苦杏仁、浙贝母清肃肺金，紫菀温化利肺，佐枳壳行气，当归养血润肠，甘草调和诸药。两方交替服用，果然药对病证，症状渐趋好转。此法比较妥当，而且比较主动，嘱咐病员随症及时服药，停服其他药物，以免杂药乱投，更损脾气。

【引自】涂景藩．涂景藩脾胃病临证经验集粹．北京：科学出版社，2010．

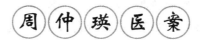

周仲瑛医案

【辨证治则】肝脾不调之腹泻，养肝扶脾，治以养阴祛瘀为主。

吴某，女，41岁。1986年7月22日初诊。慢性腹泻病史多年，每因情志因素或饮食不当而诱发或加重，此次发作持续已近4个月，经数家医院检查未能明确诊断。刻下：肠鸣便溏，腹痛即泻，泻下物呈不消化状，腹部怕冷，矢气较多，寐差失眠，口干口苦，舌质偏暗，舌苔白腻，脉细弦。中医诊断为泄泻。

【辨证】肝脾不和。

【治法】拟抑肝扶脾法。

【处方】焦白术10g，炒白芍12g，甘草、黄连、花椒壳、玫瑰花各3g，陈皮、防风、炒枳壳各5g，肉桂（后下）、吴茱萸各1.5g，乌梅6g，苍耳根草

15g。

　　水煎服，每日1剂，并嘱其调畅情志，切忌恼怒。服上方20剂，腹泻基本控制，大便每日1～2次，尚能成形，腹胀、肠鸣趋向缓解，腹痛不著，夜寐略有改善，腹部仍有冷感，舌脉如前。原方去苍耳草根，加山药10g，改肉桂3g，继服14剂，大便转常，余症基本消失。

◆ 解析

　　本例证属肝脾不调，投痛泻要方加味。方中白芍、乌梅与甘草相配，酸甘合用，酸以制肝，甘以健脾；黄连配肉桂，意取交泰而安神；黄连又配吴茱萸，则苦辛寒热同用，调和肠胃；复加花椒壳、炒枳壳以温中理气，苍耳草根止泻，玫瑰花开郁。全方泄木安土，调中止泻，配合调适情志，遂收良效。

◆ 读案心悟

【引自】周仲瑛. 国医大师周仲瑛. 北京：中国医药科技出版社. 2011.

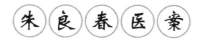

朱 良 春 医 案

【辨证治则】暴泻责之湿盛，久泻咎于脾虚，因此久泻必须从脾论治。

　　王某，男，50岁。1986年2月初诊。泄泻反复发作3年，叠经中西药对症抗感染常规辨证治疗，收效甚微。诊得：大便溏泄水谷不化，纳呆腹胀，腰酸畏寒，脉沉而细，察舌淡苔薄，一派脾肾两虚、阳微阴凝之象。中医诊断为久泻。

【治法】拟健脾温肾法。

【处方】潞党参18g，生黄芪20g，炒白术18g，炒山药30g，广木香6g，砂仁3g，淫羊藿15g，补骨脂10g，赤石脂20g，熟附子5g，甘草6g。

5剂药后便次显减，调治半个月痊愈。

◆解析

泄泻论治，一般以暴泻、久泻为纲。朱老认为，不仅要明确"脾虚则健运无权，湿浊内生，泄泻以成"，而且还要掌握脾病及肾，或他脏之病及脾，相互影响，相互兼夹转化的特点。如"久泻脾虚，累及肾阳，命火式微。釜底无薪，火不暖土。脾病及肾，肾病及脾，如此互为因果，恶性循环，泄泻焉能瘳耶?"久泻虽有轻重程度的不同，脾肾病变的区别，但若久治缠绵不愈者，往往脾肾同病，临床上难以截然区分，恒以久泻不止、水谷不化、肠鸣腹胀、腹部隐痛、甚则五更泄泻、舌淡苔薄、脉象沉细作为辨证的依据。朱老指出，"脾旺不受邪""脾虚为本，重在益气补土"，故治疗上多从健脾运中为主，佐以温肾益气。

【引自】张小萍，等.中医内科医案精选.上海：上海中医药大学出版社，2001.

◆读案心悟

姜春华医案

【辨证治则】本案是五更泻为真阳式微，即命门火衰。采用壮阳暖脾，益气固肾为法。

沙某，男，72岁。黎明之前，每脐周作痛，肠鸣即泻，泻后痛减，恶寒，腰酸，下肢冷，舌淡，颤抖，苔白，脉沉细。此为五更泻，真阳式微，以附子与四神丸同用。

【处方】炮附子6g，肉桂3g，补骨脂12g，肉豆蔻9g，吴茱萸3g，五味子6g，7剂。

名医小传

姜春华，江苏南通县人，著名中医学家、中医脏象及治则奠基人。从医60余年，学验俱丰，临床疗效卓著。先生自幼从父青云公习医，18岁到沪悬壶，30年代即蜚声医林，曾执教于上海中医专科学校、上海复兴中医专科学校、新中国医学院等，还受聘为《华西医药》《北京中医杂志》《国医砥柱》等杂志的特约编辑。

◆ 解析

中医学认为，肾为胃之关，开窍于二阴。因肾主命门之火，命门之火温煦全身，命门火衰，脾失温煦，水谷不化，阴寒独盛，故为泄泻。肾在下开窍于二阴，与大小便排泄有关，正如汪昂所述："久泄皆由肾命火衰，不能专责脾胃。"立方峻补命门，俾肾阳脾阳顿复，阴霾消而泄自止。炮附子有温壮肾阳和暖脾的作用，肉桂温补脾肾阳气、益火消阴，故脾虚腹痛泄泻必重用之。四神丸温肾暖脾，涩肠止

◆ 读案心悟

泻。方中重用补骨脂辛苦大温，补命门之火以温养脾土；肉豆蔻辛温，温脾暖胃，涩肠止泻；五味子酸温，固肾益气，涩精止泻；吴茱萸辛苦大热，温暖肝脾肾以散阴寒。

【引自】贺兴东，等.当代名老中医典型医案集·内科分册.北京：人民卫生出版社，2009.

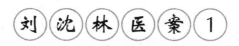

【辨证治则】本案脾胃虚弱，运化不健，便溏与便秘交替出现；久泻阴液受损，气阴两伤。治疗以健脾益气、养阴化湿为主。

李某，男，58岁。2008年5月7日初诊。患者泄泻10余年，便溏与便秘时常交替出现。1个月前因饮食不慎致大便稀溏，日行4～5次，腹部时感胀满不适，形体偏瘦，神疲倦怠，据云近半年来体重下降5kg。口干欲饮，纳差，舌红少苔，脉细。肠镜检查未发现明显异常。中医诊断为泄泻。

【辨证】脾胃虚弱，运化不健。

【治法】益气健脾，以助运化。

【处方】太子参15g，炒白术10g，茯苓10g，怀山药20g，炒白扁豆15g，白芍15g，莲子15g，煨木香6g，砂仁（后下）3g，焦山楂、神曲各15g，鸡内金10g，炙甘草5g。

二诊：2008年5月16日。药后症情有所改善，腹泻次数较前明显减少，食欲较好，腹胀减轻，口干，仍感乏力，舌质红，舌苔薄白，边有齿痕，脉细。气阴两虚，脾运失常，治再补益脾胃，调运中焦。

【处方】炒党参15g，炒白术10g，云茯苓15g，怀山药30g，炒白扁豆15g，炮姜炭5g，莲子15g，煨木香10g，陈皮5g，炙乌梅5g，炒白芍15g，焦山楂、神曲各15g，炙甘草5g。

三诊：2008年5月27日。大便日行1次，成形，纳香，腹胀、乏力、口干症状明显改善，舌质淡红，苔薄白，脉细。上方去木香、焦山楂、神曲，加鸡内金10g，炒谷芽、炒麦芽各15g，续服调理。

◆ 解析

形体偏瘦，神疲倦怠，口干欲饮，纳差，舌红少苔，脉细。治当益气健脾，以助运化，方选参苓白术散加减。药用太子参、茯苓、炒白术、怀山药、莲子，健脾益气；白芍、炙甘草，酸甘化阴；木香、砂仁，理气化湿；焦神曲、炙鸡内金，消导助运。二诊时患者腹泻次数较前明显减少，食欲较好，腹胀减轻，治再加强健脾助运，加炮姜炭，取理中汤之意补益中焦；加乌梅配合白芍酸收。三诊患者症状明显减轻，去木香以防久用香燥伤阴，而加用鸡内金、炒谷芽、炒麦芽以消食助运。

【引自】张小萍，等.中医内科医案精选.上海：上海中医药大学出版社，2001.

◆ 读案心悟

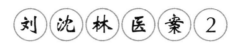

刘 沈 林 医 案 ②

【辨证治则】本例为脾肾阳虚之泄泻，患者久泻不愈，下利清谷，系命门火衰于下，脾阳不运所致。治当温肾健脾，以复运化之常。

秦某，男，37岁。2007年11月6日初诊。慢性泄泻已近10年，肠镜检查为慢性结肠炎。大便溏薄，每日2～3次。黎明时肠鸣辘辘，必泻一次如水样。

进早餐后也要泻一次方能出门，大便常夹完谷不化，四肢不温，腹部尤其怕冷，小便清长。食欲尚可，脘腹无胀痛。面色少华，形体偏瘦。舌质淡，苔薄白腻，边有齿痕，脉沉细。多年来已服中西药较多，但泄泻未愈。久泻脾必虚，命门火衰于下。中医诊断为泄泻。

【治法】温补脾肾，固涩下元。

【处方】制附子5g，炒党参15g，炒白术10g，炮姜炭3g，肉豆蔻5g，煨木香6g，补骨脂10g，益智仁10g，淡吴茱萸3g，炒白芍10g，陈皮5g，炙甘草3g。

二诊：2007年11月13日。服药1周，大便有时成形，五更泄泻渐少。唯进食纳腻，大便仍溏，腹部怯寒。舌苔薄白，脉细。拟再温肾暖脾，涩肠止泻。

【处方】炒党参15g，炒白术10g，炮姜炭3g，肉豆蔻5g，补骨脂10g，益智仁10g，巴戟天15g，煨木香6g，炒白芍10g，炙升麻3g，炙甘草3g，焦山楂、炒神曲各15g。

三诊：2007年11月27日。腹泻基本已止，每日1～2次，多数成形。畏寒怕冷改善，据云多年来腹部不温之状现已少见。拟原法加减进治。原方加茯神15g，炙鸡内金10g。患者慢性泄泻近10年，命门火衰，中阳不运，固涩无权。经中药调来，泻止病愈，后来复诊随访，多年来未再作泻。

◆ 解析

方取附子理中丸合四神丸加减化裁。药后泄泻渐止，畏寒怕冷症状改善。温补涩肠之法对于虚寒久泻，效果确良。方中又兼配益智仁、巴戟天、炙升麻等味，意为加强温补肾阳，升提脾气之功。患者用药月余，虚寒改善，脾运得复，多年泄泻即愈。

【引自】贺兴东，等.当代名老中医典型医案集·内科分册.北京：人民卫生出版社，2009.

◆ 读案心悟

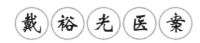

【辨证治则】治消渴，滋阴泻火之药久服，将致患者脾、肾阳虚，纳谷不化而成溏泄。治宜健脾补肾，健胃消食。

陈某，男，52岁。1982年4月10日初诊。4年前始患糖尿病，去年明确诊断为2型糖尿病。每日24～36U胰岛素。近半年来反复腹泻，每日大便3～4次。于4月2日住内分泌科治疗糖尿病，顺便治腹泻。用药1周后腹泻仍无缓解，请中医会诊服中药。查体：患者面色黧黑，自诉神疲乏力，腰腿酸软，阳痿。食欲好，但进食后胃脘部胀满，腹部不适，即想大便，呈稀糊状，无黏液，便常规未见异常。舌质淡，苔白腻而润，两脉沉细而弱。辨治：依据上述症状，结合所辨当属脾肾阳虚，查前在院外所用处方，多为治糖尿病中药。如重用石膏、知母清胃热；重用石斛、天冬、玉竹以滋养脾阴；或加黄芩、栀子、夏枯草以清肝，久服苦寒，甘寒，脾胃气虚，虽用南沙参、太子参等益气但终不能运化水谷精微。

【辨证】久病，穷必及肾，故脾肾阳虚。

【治法】法当健脾益肾，涩中以固精微。

【处方】六君子汤合四神丸加减。党参15g，焦白术12g，茯苓12g，补骨脂15g，吴茱萸4g，肉豆蔻12g，五味子6g，炙甘草6g，怀山药15g，芡实12g，莲子12g，乌梅10g，大枣12g，炮姜6g。5剂。每日1剂，水煎服。

二诊：1982年4月16日。前方连进5剂，腹部舒适，大便次数明显减少，每日1～2次，晨起大便亦不急迫，查舌腻有减，脉沉。效不更方，原方再加生谷芽12g以生发胃气。

三诊：1982年4月22日。前方又进5剂，诉大便仅每日1次，胃口亦好，力量见增，患者于次日出院，遂给六君子丸，参苓白术散汤方，嘱隔日1剂，服2周。半年后得见患者，诉疗效巩固。

◆ 解析　～～～　◆ 读案心悟

　　糖尿病属中医学"消渴"范畴，益气养阴或滋肾泻火为常法，亦有取得较好效果者，但久服阴药则寒凉败脾，脾为后天，肾为先天。久病"穷必及肾"，肾阳亦常不足。六君子汤健脾益胃，四神丸（补骨脂、吴茱萸、肉豆蔻、五味子）主治脾肾虚寒，黎明泄泻，具有温肾暖脾、调肝止泻之用，辨证确切，投药即效。临床上不能简单地以中药去治西医的病，而不辨证论治。

　　【引自】戴裕光.戴裕光医案医话集.北京：学苑出版社，2006.

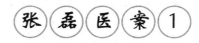

（张）（磊）（医）（案）①

　　【辨证治则】脾肾阳虚之泄泻以温补脾肾，涩肠止泻为法，用四神丸合附子理中汤加减使脾阳得健，肾阳得补，气化复常，泄泻则止。

　　王某，女，66岁。2006年3月29日初诊。五更泻10余年。初诊：患者从小即肠胃弱，30多岁时曾经腹泻一段时间，体重下降，消瘦，吃青菜、油腻则泄泻，腹不胀，纳少，乏力腿软，下肢发凉，口干欲饮，舌质暗，苔薄白，脉沉弱。有心肌缺血病史。诊断为泄泻。

　　【辨证】脾肾阳虚证。

　　【治法】健脾补肾。

　　【处方】补骨脂10g，吴茱萸6g，五味子10g，肉桂6g，制附子10g（先煎），煨豆蔻10g，炒山药30g，乌梅6g。6剂，水煎服，每日1剂。

　　二诊：2006年4月14日。服药后自觉稍好，体力增，口渴减轻，饮水减少，失眠好转，曾做甲状腺、肿瘤等检查，均无异常发现。现不食青菜、油腻则大便正常，四肢肌温正常，但足厥寒冷，以致不能入睡，舌质淡，苔薄，脉沉弱。

【处方】党参10g，炒白术10g，茯苓10g，补骨脂10g，五味子10g，肉桂6g，制附子（先煎）6g，炒山药30g，乌梅6g，鸡内金6g，炒麦芽15g，炙甘草6g，生姜3片为引。12剂，水煎服，每日1剂。

三诊：2006年5月17日。患者服上药24剂后五更泻大有好转，口干渴亦轻。现症：消瘦，反酸，大便成形，每日1次，纳可，小便可，口干渴饮水多，不能吃凉食物，眠差，早醒，从腰髋以下冷，舌质淡红，苔薄腻，脉弱细。仍为脾肾阳虚，水失蒸腾而致。上方加鸡内金6g，干姜3g，煅海螵蛸10g。12剂，水煎服，每日1剂。结果显效。

名医小传

张磊，幼上私塾，诵读经史，18岁拜师于当地老中医张炳臣门下，出师后，悬壶乡里，1958年考入河南中医学院本科，6年毕业留校任教，历任教研室主任，教务处处长，河南省中医学会会长，《河南中医》编委，《中医研究》顾问。先后在杂志上发表了多篇学术论文，注释《产鉴》一书，著有《张磊临证心得集》《张磊医馀诗声》。

◆ 解析

患者年逾花甲，五更泻10年余，饥不欲食，双下肢发凉，皆脾肾阳虚之候。但口渴引饮，每次能饮水1～1.25L，颇似阴虚之象，实乃脾肾阳虚，水失蒸腾气化，不能化生津液所致。故以温补脾肾、涩肠止泻为法。四神丸合附子理中汤加减，使脾阳得健，肾阳得补，气化复常，泻、渴消除。辨证时既注重辨证中之证，"五更泄"、双下肢发凉等，又须重视证外之证，"口渴引饮，饮不解渴"，莫为现象迷惑，应究其病机，注意其杂。

【引自】贺兴东，等.当代名老中医典型医案集·内科分册.北京：人民卫生出版社，2009.

◆ 读案心悟

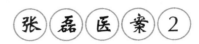

【辨证治则】此乃脾胃阳气衰败，湿浊瘀热内生，清阳不升，清浊杂下所致。治疗以扶正祛邪、健脾利湿为主。

宋某，男，49岁。2005年12月21日初诊。腹泻、心悸、头晕、身乏力4个月余。初诊：曾住院3次治疗乏效，诊断为酒精性肝病、酒精性心肌病、酒精性神经病病变并肌萎缩、小肠吸收不良综合征并中度营养不良。现症：腹泻，每日10余次，水样便带不消化食物，肠鸣，便后小腹痛，小腹畏寒，得暖觉舒，心悸，头晕，身乏力，小便可，纳少，食后即泻，身体消瘦，手凉，舌质暗红，苔黄厚腻，脉沉细。2005年8月于郑州某院行病理检查示：结节性甲状腺肿，腺瘤不能排除。诊断为泄泻。治宜燮理法。方拟山前汤加味（自拟方）。

【处方】炒山楂15g，生山楂15g，炒车前子15g（包煎），生车前子15g（包煎），赤石脂30g，干姜10g，炒山药15g，生山药15g，禹余粮30g。4剂，水煎服，每日1剂。

二诊：2005年12月30日。服药后症状无减轻，大便每日8～10次，不成形，夹杂不消化食物，便后腹痛，现头晕颈软，头难抬举，心悸乏力，腿痛，情绪不稳定，痛苦欲死，舌质瘀暗，舌苔厚腻黄，脉沉弱。

【处方】党参15g，麦冬10g，五味子10g，山茱萸10g，炒山药30g，生黄芪30g。10剂，水煎服，每日1剂。

三诊：2006年1月11日。服上药仍大便溏，腹痛便后不解，头晕乏力，恶心，舌质暗红，苔黄厚，脉沉弱。

【处方】制半夏10g，陈皮10g，茯苓10g，猪苓10g，泽泻10g，厚朴10g，炒苍术10g，葛根15g，黄芩10g，黄连3g，白扁豆30g，炒山药30g，独活3g，羌活3g，干姜10g，党参15g，生甘草3g。8剂，水煎服，日1剂。

四诊：2006年1月25日。大便每日1～2次，不太稀，消化不好，食少，乏力，舌苔厚黄灰，舌质偏淡，脉沉弱。

【处方】制半夏10g，陈皮10g，茯苓10g，猪苓10g，车前子（包煎）15g，炒苍术15g，炒白术10g，炒白扁豆30g，炒山药30g，葛根10g，黄芩10g，黄连3g，豆蔻（后下）6g，佩兰（后下）6g，砂仁（后下）3g，生甘草

3g。10剂，水煎服，每日1剂。

五诊：2006年2月10日。病情好转，大便每日1～2次，质软，纳少运差，身困倦，舌苔灰厚（吸烟），舌质偏淡，脉沉弱。

【处方】照上方加佛手3g，炒麦芽10g，党参10g，生黄芪10g。10剂，水煎服，每日1剂。

六诊：2006年3月10日。仍乏力，纳少，大便每日1次，较成形，腹胀，恶心，舌质暗红，舌苔黄厚腻。

【处方】党参15g，茯苓10g，炒白术10g，炒山药30g，炒苍术15g，豆蔻（后下）6g，草豆蔻6g，砂仁（后下）30g，炒麦芽15g，炒神曲6g，鸡内金6g，车前子（包煎）15g，升麻6g，藿香（后下）3g，炙甘草3g。10剂，水煎服，每日1剂。

◆ 解析

患者长期酗酒，伤肝败胃，腹泻无度，大肉已脱，骨瘦如柴，心悸、头晕、乏力，行走困难，头难抬举，手足欠温，舌质暗红，苔黄厚而浊，脉沉弱乏力，乃脾胃阳气衰败，湿浊瘀热内生之候。清阳不升，浊阴不降，正衰邪实，攻补为难，治宜燮理法。用山楂、车前子、山药生熟各半，平补平泻，协调阴阳；参以桃花汤、赤石脂禹余粮丸，涩肠止泻，效不显著。遵《黄帝内经》："湿盛则濡泻"之旨，以胃苓汤合桃花汤，健脾祛湿，涩肠止泻，明显见效。后以苦温燥湿与苦寒燥湿，健脾化湿与淡渗利湿结合，扶正与涤浊并进，燮理脏腑阴阳，缓缓获效。辨证之时注意"大肉已脱、泻下无度"的恶候，治疗之时紧扣脾主运化、主升清、主肌肉是其关键。对于此例慢性重症，只能遣"王道"之药，缓缓图之，欲速则不达也。

【引自】贺兴东，等. 当代名老中医典型医案集·内科分册. 北京：人民卫生出版社，2009.

◆ 读案心悟